第2版

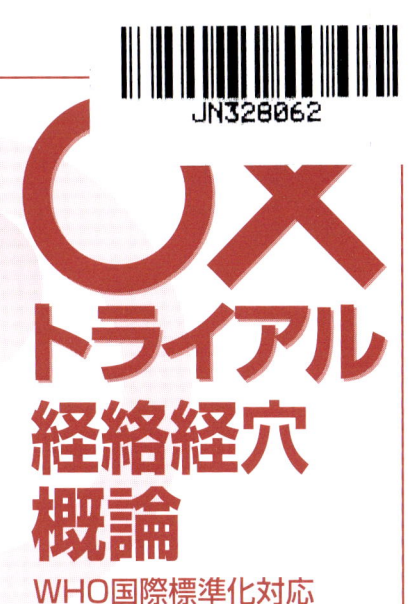

○×トライアル
経絡経穴概論
WHO国際標準化対応

王 曉明／中澤 寬元 編著

医歯薬出版株式会社

編著
王　暁明（帝京平成大学ヒューマンケア学部　教授）
中澤　寛元（常葉大学健康プロデュース学部　准教授）

執筆協力者
浦田　繁（鈴鹿医療科学大学保健衛生学部　教授）
武田　充史（鈴鹿医療科学大学保健衛生学部　助教）

第 2 版改訂の序

　2006 年に合意された WHO による経穴の国際標準化により，前腕の骨度法や経穴の取穴法が変更されるなど，わが国における経絡経穴学の教科書もそれまでのものと比べ数多くの修正をする必要が生じました．そこで，本書も今までの訂正箇所の修正と合わせて，WHO の国際標準化，それにともなう教科書の修正に対応した改訂となりました．

　暗記を主体とする「経絡経穴概論」は，はり師・きゅう師・あん摩マッサージ指圧師国家試験の勉強の中でも難解で，日々の反復・継続した学習が不可欠な科目です．

　本書は前版と同様に，コンパクトで常時携帯できるよう作られており，基本的な事項の習得のみならず，「解剖学的特徴」と題して各経絡に所属する経穴の解剖学的な位置関係についても合わせて学習できるよう編集されております．入学当初の授業理解や学習到達度の確認，講義終了後の反復継続学習など，初年次から卒業年次にわたり長く活用して下されば幸いです．そして，本書が十分に活用され，読者の皆様が国家試験に合格されることを心から願っております．

　最後になりますが，本書を刊行する際し多大なるご助言，ご尽力

を賜りました医歯薬出版株式会社の竹内 大氏，伊賀紀比古氏に深く御礼を申し上げます．

2013（平成25）年3月　　編著者および執筆協力者一同

序

　本書は，はり師・きゅう師・あん摩マッサージ指圧師国家試験受験者を対象にした「経絡経穴概論」における〇×解答式の問題集です．過去に出題された「経絡経穴概論」の試験問題を概観すると，所属経絡や経穴の取穴方法などを問われるような単純問題から，解剖学的な位置関係や他分野を絡めた理解度や応用力を問われるような問題など，年々難解になりつつあります．とくに，はり師・きゅう師国家試験ではこの傾向が顕著です．これらの傾向に対処するためには，まず基本的な知識の暗記が不可欠であると同時に，解剖学をはじめとする周辺知識の習得も必要となります．そこで本書では，「経絡経穴概論」の学習内容を9章に分類し，基本的な事項の習得を主眼に問題の編集を行いました．また，解剖学の知識が必要不可欠であることから，第3章以降に「解剖学的位置関係」と題して各経絡に所属する経穴の解剖学的な位置関係を取り上げ編集しました．

　「経絡経穴概論」の講義は暗記しなければならない事項が多く，難解な科目の一つではないかと思います．この暗記は日々繰り返して学習することが重要です．本書はコンパクトに編集されていますので，常時携帯していただき，ちょっとした時間での学習や平素の授業理解，授業進行にあわせた学習到達度の確認などに活用して下

されば幸いです．そして，本書が国家試験の対策に十分活用され，読者の皆さん方が無事に合格されることを心から願っております．

　最後になりますが，本書を刊行するに際し多大なるご助言，ご尽力をいただきました医歯薬出版の竹内大氏，戸田健太郎氏に，深く御礼を申し上げます．

　　　　　平成20年1月　　編著者および執筆協力者一同

本書の特徴と使い方

1 本書は○×解答式の問題集です．各頁の左側に問題，右側に解答と解説が示されています．
2 問いごとに文章の正誤を○×で判断します．
3 解答が×である場合は，解説の下に赤字で正しい記述を示しています．
4 解説文中の重要な語句は赤字で示しました．添付の赤シートを用いると，穴埋め問題としても利用できます．
5 問題の先頭に□を付してあります．各問いについての結果チェックに使用してください．
6 誤った場合には，解説文を熟読し，正しい知識を習得できるように徹底的に暗記してください．
7 要点チェックとしてとくに重要な項目についてまとめてありますので，習得の参考にしてください．
8 第3章から第7章では，要点チェックに各経絡経穴の図を掲載しています．この図中の赤字で示している経穴は，各経絡の起始穴や終わりの経穴，関節周囲の経穴，骨度法の基準になる経穴など重要な経穴です．位置関係や前後関係なども含めしっかり暗記してください．

参考図書（五十音順）

1．教科書執筆小委員会：経絡経穴概論，医道の日本，2004．
2．森和監修，王暁明他著：経穴マップ，医歯薬出版，2006．
3．W. Kahle 他著，越智淳三訳：解剖学アトラス．第3版，文光堂，1990．

はり師・きゅう師，あん摩マッサージ指圧師 国家試験における分野ごとの出題率

	はり師・きゅう師	あん摩マッサージ指圧師
1．経脈の意義	14％	22.5％
2．経穴の意義と概要	8％	2.5％
3．所属経穴を持つ奇経	3％	2.5％
4．十二正経	49％	57.5％
5．経穴の応用	23％	15％
6．経絡経穴の現代医学的研究	3％	0％
合　計	100％	100％

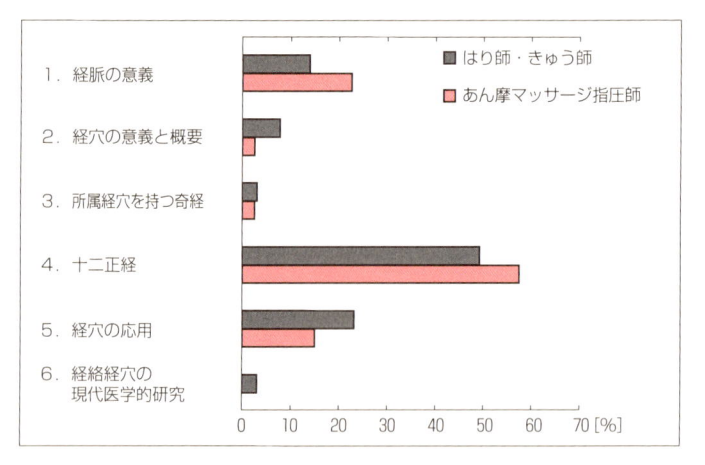

　国家試験における「経絡経穴概論」の出題数は，例年13問（はり師・きゅう師），8問（あん摩マッサージ指圧師）であり，全体に対する割合は約8％（はり師・きゅう師），約5％（あん摩マッサージ指圧師）です．出題方法が年々難解になってきていますが，内容そのものが変わる科目ではありませんので確実に得点できるように学習することが必要です．

　上の表は，近年における国家試験出題基準の各分野ごとの出題率を示しています．出題率が10％を越える分野については繰り返し学習しましょう．とくに4．十二正経は，はり師・きゅう師では約50％，あん摩マッサージ指圧師では約60％と相当の出題率ですので重点的に学習してください．また，近年は筋・神経・血管など解剖学的部位と経穴との位置関係についてや，複数の分野に関わる問題が多くなっています．本書で基礎力をしっかりと身につけ，応用力を養ってください．

目　　次

▼**第1章　経絡概説**
　1．経絡の構成 ……………………………………………………………… 1
　2．十二経脈 ………………………………………………………………… 4
　　2.1　名称　2.2　分布　2.3　起始・停止　2.4　表裏関係
　　2.5　頭部の流注　2.6　体幹部の流注　2.7　上肢の流注
　　2.8　下肢の流注　2.9　手の陰陽経間の接続（手先）
　　2.10　足の陰陽経間の接続（足先）
　　2.11　手足の陽経間の接続（頭部）
　　2.12　手足の陰経間の接続（胸腹部）　2.13　解剖学的位置関係
　3．奇経八脈 ………………………………………………………………… 24
　　3.1　構成　3.2　分布　3.3　経穴との関連

▼**第2章　経穴概説**
　1．経穴沿革 ………………………………………………………………… 29
　　1.1　経穴の起源　1.2　経穴数の古典記載
　2．取穴法 …………………………………………………………………… 31
　　2.1　骨度法と同身寸法　2.2　頭部の骨度法
　　2.3　体幹部の骨度法　2.4　上肢の骨度法
　　2.5　下肢の骨度法　2.6　同身寸法

▼**第3章　任脈と督脈の経穴**
　1．任脈 ……………………………………………………………………… 39
　　1.1　構成　1.2　取穴法　1.3　解剖学的位置関係
　2．督脈 ……………………………………………………………………… 43

2.1　構成　2.2　取穴法　2.3　解剖学的位置関係

▼第4章　手足の太陰・陽明経穴

1．手の太陰肺経 …………………………………………………………………… 47
　1.1　構成　1.2　取穴法　1.3　解剖学的位置関係

2．手の陽明大腸経 ………………………………………………………………… 52
　2.1　構成　2.2　取穴法　2.3　解剖学的位置関係

3．足の陽明胃経 …………………………………………………………………… 58
　3.1　構成　3.2　取穴法　3.3　解剖学的位置関係

4．足の太陰脾経 …………………………………………………………………… 66
　4.1　構成　4.2　取穴法　4.3　解剖学的位置関係

▼第5章　手足の少陰・太陽経穴

1．手の少陰心経 …………………………………………………………………… 73
　1.1　構成　1.2　取穴法　1.3　解剖学的位置関係

2．手の太陽小腸経 ………………………………………………………………… 78
　2.1　構成　2.2　取穴法　2.3　解剖学的位置関係

3．足の太陽膀胱経 ………………………………………………………………… 83
　3.1　構成　3.2　取穴法　3.3　解剖学的位置関係

4．足の少陰腎経 …………………………………………………………………… 93
　4.1　構成　4.2　取穴法　4.3　解剖学的位置関係

▼第6章　手足の厥陰・少陽経穴

1．手の厥陰心包経 ………………………………………………………………… 101
　1.1　構成　1.2　取穴法　1.3　解剖学的位置関係

2．手の少陽三焦経 ………………………………………………………………… 105
　2.1　構成　2.2　取穴法　2.3　解剖学的位置関係

3．足の少陽胆経 …………………………………………………………………… 110

3.1 構成　3.2 取穴法　3.3 解剖学的位置関係
　4．足の厥陰肝経 118
　　4.1 構成　4.2 取穴法　4.3 解剖学的位置関係
▼第7章　経穴の相互関係
　1．頭部の経穴 123
　2．腹部・胸部の経穴 124
　3．背部の経穴 128
　4．上肢の経穴 130
　5．下肢の経穴 132
▼第8章　要穴
　1．五行穴 137
　　1.1 概要　1.2 井穴　1.3 滎穴　1.4 兪穴　1.5 経穴
　　1.6 合穴
　2．五要穴 143
　　2.1 概要　2.2 原穴　2.3 郄穴　2.4 絡穴　2.5 兪穴
　　2.6 募穴
　3．その他の要穴 152
　　3.1 八会穴　3.2 四総穴　3.3 八総穴　3.4 下合穴
　4．組み合わせ穴 160
▼第9章　奇穴 163
▼第10章　経絡・経穴の現代医学的研究 167

　索引 169

第1章 経絡概説

問 題 解説と解答

1．経絡の構成

● 1 経絡とは，経脈と絡脈の総称である．

① 経絡は経脈と絡脈を総称した呼称である．この経絡上に経穴が配穴されている．経脈は縦糸を意味しており，起始部から直行する主線をさしている．絡脈は網を意味しており，主線である経脈から横に枝分かれするものをさしている．また，その分岐部にある経穴が絡穴である．

要点チェック 経絡の構成☞ p3 参照

○

● 2 経絡は気血が運ばれる通路である．

② 経絡は，気血の運行する通路のことであり，これにより人としての生命が営まれている．

○

● 3 絡脈は皮下の深い所を循行している．

③ 絡脈は，経脈から枝分かれしたものであり，体表にも現れている．皮下の深い所を循行しているのは経脈である．

皮下の深い所を → 体表にも ×

第1章 経絡概説

1.1 経絡の構成

● 4　主要な経脈は 12 本ある．

④ <u>十二経脈</u>とは，手の三陰三陽経脈の 6 本と足の三陰三陽経脈の 6 本を合わせた経脈をいう．これらの経脈は体内では臓か腑に属絡され，体表では肢節に連なり専属の経穴をもつ．

要点チェック 十二経脈の三陰三陽 ☞ p3 参照

○

● 5　臓に分配される経脈が陽経である．

⑤ 臓は陰に属し<u>陰経</u>が分配される．腑は陽に属し陽経が分配される．

陽経 → 陰経　×

● 6　手の太陰肺経と表裏関係をもつ経脈は，手の太陽小腸経である．

⑥ 陰経と陽経との表裏関係は経絡学説の中では重要視される．臓腑の表裏関係により，手の<u>陽明</u>大腸経と手の<u>太陰</u>肺経が表裏関係となる．ほかに表裏関係をもつのは，手の<u>少陰</u>心経と手の<u>太陽</u>小腸経，手の<u>厥陰</u>心包経と手の<u>少陽</u>三焦経，足の<u>太陰</u>脾経と足の<u>陽明</u>胃経，足の<u>少陰</u>腎経と足の<u>太陽</u>膀胱経，足の<u>厥陰</u>肝経と足の<u>少陽</u>胆経である．

太陽小腸経 → 陽明大腸経　×

● 7　筋肉系に分布し内臓に入らないのは十二皮部である．

⑦ 経絡学説には，十二経脈，十五絡脈および奇経八脈のほかに，十二経筋と十二皮部がある．<u>十二経筋</u>は筋肉系に分布し内臓に入らない．<u>十二皮部</u>は皮膚に分布する経脈の領域である．

十二皮部 → 十二経筋　×

要点チェック

■経絡の構成

経絡系統	経絡	経脈	十二経脈	分肉の間を循行し，内は臓腑に属し，外は四肢関節に連なるもの
			十二経別	別行の正経といい，経脈から分かれ出てまた経脈に合するもの
			奇経八脈	正経とは別の道を行く経脈
		絡脈	十五絡脈	主たる絡脈
			絡　脈	経脈や絡脈から分かれて横や斜めに走る小さい分枝
			孫　絡	絡脈のさらに分かれて分岐した小さいもの
	十二臓腑	体内にあり，特定の経脈と属絡している			
	十二経筋	十二経脈の走行上にある筋群			
	十二皮部	十二経脈の走行上にある皮膚領域			

■十二経脈の三陰三陽

		足の経脈	手の経脈
陰	太　陰	脾　経	肺　経
	少　陰	腎　経	心　経
	厥　陰	肝　経	心包経
陽	陽　明	胃　経	大腸経
	太　陽	膀胱経	小腸経
	少　陽	胆　経	三焦経

2．十二経脈

2.1 名　称

●1　十二経脈は正経と奇経からなる．

① 十二経脈とは12の主要な経絡をさしており，これら十二経脈を正経と呼ぶ．奇経はこの十二正経以外の8つの経脈をさしている．また一般的に，奇経のうち自経に経穴を持つ任脈，督脈と十二正経を合わせて，「十四経脈」と呼んでいる．

正経と奇経 → 正経　×

●2　十二経脈は肺経に始まり肝経に終わる．

② 十二経脈は中焦に起こり，気血は肺経より始まり，肝経まで伝えられ，また肺経へと連接して再び全身を巡る．

○

●3　十二経脈は身体の内外を走行する．

③ 十二経脈は，内に臓腑，外に筋・腱・関節などに流注し，全身を巡り気血などを運ぶ役割がある．これにより身体の内外を走行し，全身に分布することでヒトは生命の営みを行える．

要点チェック　十二正経の分布概要 ☞ p9 参照

○

●4　十二経脈は表裏関係にある臓腑と連絡する．

④ 十二経脈は各々の属する臓腑があり，各臓腑は経脈によって接続されている．これら属絡関係にある臓腑には陰陽があり，この臓腑に属する経脈の手足それぞれに分布する太陰と陽明，少陰と太陽，厥陰と少陽とは表裏の関係がある．

○

第1章 経絡概説

2.1 名 称

● 5 足の厥陰は腎経である．

⑤ 足の厥陰は肝経である．腎経は足の少陰腎経である．ほかに，足の陰経には太陰脾経がある．

腎経 → 肝経 ×

● 6 足の陽明は膀胱経である．

⑥ 足の陽明は胃経である．膀胱経は足の太陽膀胱経である．ほかに，足の陽経には少陽胆経がある．

膀胱経 → 胃経 ×

● 7 手の陽明は小腸経である．

⑦ 手の陽明は大腸経である．小腸経は手の太陽小腸経である．ほかに，手の陽経には少陽三焦経がある．

小腸経 → 大腸経 ×

● 8 手の少陽は三焦経である．

⑧ 三焦経は，正しくは手の少陽三焦経である．ほかに，手の陽経には陽明大腸経，太陽小腸経がある．

○

● 9 手の厥陰は心経である．

⑨ 手の厥陰は心包経であり，正しくは手の厥陰心包経である．心経は手の少陰心経である．

心経 → 心包経 ×

● 10 手の太陰は三焦経である．

⑩ 手の太陰は肺経であり，正しくは手の太陰肺経である．三焦経は手の少陽三焦経である．

三焦経 → 肺経 ×

● 11 手の太陽は大腸経である．

⑪ 手の太陽は手の太陽小腸経である．大腸経は手の陽明大腸経である．

大腸経 → 小腸経 ×

第1章 経絡概説

2 十二経脈

2.1 名　称

● 12　手の少陰は心経である．

⑫ 手の少陰は手の少陰心経である．ほかに，手の陰経には肺経，心包経がある．

○

● 13　足の太陽は膀胱経である．

⑬ 足の太陽は足の太陽膀胱経である．ほかに，足の陽経には胃経，胆経がある．

○

● 14　足の少陽は肝経である．

⑭ 足の少陽は足の少陽胆経である．肝経は，足の厥陰肝経である．

肝経 → 胆経　×

● 15　足の少陰は腎経である．

⑮ 足の少陰は足の少陰腎経である．ほかに，足の陰経には脾経，肝経がある．

○

● 16　足の太陰は脾経である．

⑯ 足の太陰は足の太陰脾経である．ほかに，足の陰経には腎経，肝経がある．

○

2.2 分　布

● 1　手の厥陰経は手の指先から始まり胸中に終わる．

① 手の厥陰経は手の厥陰心包経なので，胸中から始まり手中指端に終わる経絡である．手指から始まる経絡は手陽経の経絡である．

手の指先から始まり胸中　×
　→ 胸中から始まり手中指端

2.2 分布

● 2 手の小腸経は手の小指に始まり，前腕後面の尺側から肩甲部を経て顔面に終わる．

② 手の小腸経は手の太陽小腸経なので，手の<u>小指</u>に始まり前腕後面の尺側から肩甲部を経て<u>顔面</u>に終わる経絡である．

○

● 3 足の太陽経は足の指先から始まり顔面に終わる．

③ 足の太陽経は足の太陽膀胱経なので，<u>顔面</u>から始まり足の<u>指先</u>に終わる経絡である．足の指先から始まる経絡は足の陰経である．

足の指先から始まり顔面
　　→ 顔面から始まり足の指先　×

● 4 足の太陰経は足の指先から始まり胸腹部を通り舌に終わる．

④ 足の太陰経は足の太陰脾経なので，足の<u>第1指</u>から始まり<u>胸腹部</u>を通り<u>舌</u>に終わる経絡である．別の枝が中脘穴より分かれて横隔膜を貫いて心中へ行き，手の少陰心経へと連なる．

○

● 5 前腕後側の中央から肩峰後部の陥凹を通る経絡は，手の少陽三焦経である．

⑤ 手の少陽三焦経は，<u>前腕後側</u>の中央から<u>肩峰後部</u>の陥凹を通り<u>外眼角</u>へ終わる経絡である．

○

● 6 太陰経は中焦に起こり母指末端に終わる．

⑥ 手の太陰経は手の太陰<u>肺</u>経なので，<u>中焦</u>に起こり，腋窩より<u>肘窩</u>を通り，<u>母指</u>末端に終わる．

○

第 1 章 経絡概説

| 問　題 | 解説と解答 |

2.2 分　布

1 2 十二経脈

● 7 手の陽明経は母指末端に起こり，上腕外側を上行して頬を貫いて下歯中に入り，左右交差して鼻翼に終わる．

⑦ 手の陽明経は手の陽明大腸経なので，示指末端から上腕外側を上行し，頬を貫いて下歯中に入り，左右交差して鼻翼（迎香穴）に終わる経絡である．

母指末端 → 示指末端　×

● 8 足の陽明経は鼻翼外方に起こり，足の母指に終わる．

⑧ 足の陽明経は足の陽明胃経なので，鼻翼外方に起こり，下って上歯の中を通り，側頭から喉嚨，腹中を下り足の第2指外端に終わる経絡である．

母指 → 第2指外端　×

● 9 足の少陰経は足第5指より始まり，胸中に注ぐ経絡である．

⑨ 足の少陰経は足の少陰腎経であり，足第5指より始まり，下肢内側を上行し，舌根をはさんで終わりその支なるものは胸中に注いで手厥陰心包経に連なる経絡である．

○

● 10 手の少陰経は心中に起こり，肘の外側に出て小指末端橈側に終わる経絡である．

⑩ 手の少陰経は手の少陰心経であり，心中に起こり，肘の内側に出て前腕内側を通って小指末端橈側に終わる経絡である．

外側 → 内側　×

● 11 手の太陽経は小指末端に起こり，手の尺側を循り，肩の後ろから肩甲，頸を循り，頬を上る経絡である．

⑪ 手の太陽経は手の太陽小腸経であり，小指末端に起こり，手の尺側を循り，肩の後ろから肩甲，頸を循り，頬を上る経絡である．

○

第1章 経絡概説

問 題　　　解説と解答

要点チェック

■十二正経の分布概要

分類		経絡名	起始穴(部)	走　行	絡脈への分岐穴(絡穴)	終了穴(部)
手	三陰経	太陰肺経	中府 (中焦)	上腕→前腕前面橈側	列欠	少商 (母指橈側)
		少陰心経	極泉 (心中)	上腕→前腕前面尺側	通里	少衝 (小指橈側)
		厥陰心包経	天池 (胸中)	上腕→前腕前面正中	内関	中衝 (中指中央)
	三陽経	陽明大腸経	商陽 (示指橈側)	上腕→前腕背面橈側 →肩関節→頸部→顔面	偏歴	迎香 (鼻傍)
		太陽小腸経	少沢 (小指尺側)	上腕→前腕背面尺側 →肩甲骨→頸部→耳前	支正	聴宮 (内眼角)
		少陽三焦経	関衝 (薬指尺側)	上腕→前腕背面正中 →肩関節→後頸部→耳	外関	糸竹空 (外眼角)

分類		経絡名	起始穴(部)	走　行	絡脈への分岐穴(絡穴)	終了穴(部)
足	三陰経	太陰脾経	隠白 (足第1指内側)	下腿内側中央 →大腿内側前面 →腹部・胸部外側	公孫	大包 (第6肋間)
		少陰腎経	湧泉 (足底)	下腿→大腿後面 →腹部・胸部最内側	蠡溝	兪府 (鎖骨下縁)
		厥陰肝経	大敦 (足第1指外側)	下腿内側前面 →大腿内側中央 →腹部・胸部最外側	大鍾	期門 (第9肋骨縁)
	三陽経	陽明胃経	承泣 (鼻傍)	顔面頭角 →頸部前面→胸腹部 →下肢外側前面	豊隆	厲兌 (足第2指)
		太陽膀胱経	睛明 (内眼角)	額→頭→頸部後面 →頸部→肩 →背部・大腿・下腿後面	飛揚	足至陰 (足第5指)
		少陽胆経	瞳子髎 (外眼角)	耳→側頭部→頸部 →肩→体幹側面 →下肢外側正中	光明	足竅陰 (足第4指)

第1章 経絡概説

問題　　　解説と解答

2.3 起始・停止

● 1　足の少陰腎経は至陰穴から脈気を受けて始まる.

① 足の少陰腎経は<u>至陰</u>穴から脈気を受け，湧泉穴から始まる.

要点チェック 十二経脈の接続・表裏関係☞ p23 参照

○

● 2　足の厥陰肝経は竅陰穴から脈気を受けて始まる.

② 足の厥陰肝経は<u>竅陰</u>穴から脈気を受け，大敦穴から始まる.

○

● 3　足第1指内端に始まる経絡は足の太陰脾経である.

③ <u>足の太陰脾</u>経は足第1指内端から始まる. ほか, 足指から始まるのは第1指外端（足の厥陰肝経）, 第5指の下（足の少陰腎経）であり, 足指から始まる経絡はすべて陰経である.

○

● 4　足第1指外側爪甲根部に始まる経絡は足の少陽胆経である.

④ 足第1指外側から始まる経絡は<u>足の厥陰肝</u>経である. 十二経絡の走行の法則で, 足指から始まるのは陰経の経絡であり, ほかに足の太陰脾経（第1指内端）, 足の少陰腎経（第5指の下）がある.

足の少陽胆経 → 足の厥陰肝経　×

● 5　手薬指末端から始まる経絡は手の少陽三焦経である.

⑤ 薬指末端から始まる経絡は<u>手の少陽三焦</u>経である. 手指の末端から始まる経絡は陽経の経絡であり, ほかに示指橈側（陽明大腸経）, 小指尺側（太陽小腸経）がある.

○

10

第1章 経絡概説

問題 | 解説と解答

2.3 起始・停止

● 6 足の太陽膀胱経は足第4指末端に終わる．

⑥ 足の太陽膀胱経は足第5指末端外側に終わる．第4指末端に終わるのは足の少陽胆経である．

第4指末端 → 第5指末端 ×

● 7 足の厥陰肝経は足第1指内側爪甲根部に起こる．

⑦ 足の厥陰肝経は足第1指外側爪甲根部から起こる．第1指内側爪甲根部から起こるのは足の太陰脾経である．

第1指内側 → 第1指外側 ×

● 8 手の厥陰心包経は小指尺側爪甲根部から始まる．

⑧ 手の厥陰心包経は手の陰経なので体幹部（胸中）より起こる．手指末端から起こるのは陽経であり，小指尺側爪甲根部から始まる経絡は手の太陽小腸経である．

小指尺側爪甲根部 → 体幹部（胸中） ×

● 9 手の陽明経は顔面から始まり指先に終わる．

⑨ 手の陽明経は手の陽明大腸経なので指先から始まり，顔面に終わる経絡である．顔面から始まり，手指先に終わる経絡はない．顔面から始まる経絡は足の指先に終わる足の陽経の経絡である．

顔面から始まり指先 → 指先から始まり顔面 ×

● 10 手の太陰肺経は母指末端橈側に終わる経絡である．

⑩ 手の太陰肺経は胸部（中府穴）から始まり，母指末端橈側（少商穴）に終わる経絡である．

○

● 11 足の陽明胃経は瞳孔の下から始まり，足第3指外側爪甲根部に終わる経絡である．

⑪ 足の陽明胃経は瞳孔の下から始まり，足第2指外側爪甲根部に終わる経絡である．

第3指 → 第2指 ×

第1章 経絡概説

2.3 起始・停止

● 12 手の少陰心経は小指尺側爪甲根部に終わる経絡である.

⑫ 手の少陰心経は腋下(極泉穴)から始まり,小指橈側爪甲根部(少衝穴)に終わる経絡である.

尺側 → 橈側　×

● 13 手の太陽小腸経は小指橈側爪甲根部から始まる経絡である.

⑬ 手の太陽小腸経は小指尺側爪甲根部から始まり,耳中(聴宮穴)に終わる経絡である.小指橈側爪甲根部から始まる経絡はない.

橈側 → 尺側　×

● 14 外眼角から始まる経絡は足の太陽膀胱経である.

⑭ 外眼角(瞳子髎穴)から始まる経絡は足の少陽胆経である.足の太陽膀胱経は内眼角(睛明穴)から始まる.

足の太陽膀胱経 → 足の少陽胆経　×

2.4 表裏関係

● 1 足の厥陰肝経は足の少陽胆経と表裏関係にある.

① 足の厥陰肝経と表裏関係にある経絡は足の少陽胆経である.足の陰経の経絡は足の陽経の経絡と表裏関係にある.

要点チェック 十二経脈の接続・表裏関係☞ p23 参照

○

● 2 足の太陽膀胱経は手の厥陰心包経と表裏関係にある.

② 足の太陽膀胱経と表裏関係にある経絡は足の少陰腎経である.十二正経は,肝・心・脾・肺・腎・心包それぞれに胆・小腸・胃・大腸・膀胱・三焦が表裏の関係にある.

手の厥陰心包経 → 足の少陰腎経　×

第1章 経絡概説

問題	解説と解答

2.4 表裏関係

● 3　足の陽明胃経は手の少陰心経と表裏関係にある．

③ 足の陽明胃経と表裏関係にある経絡は足の太陰脾経である．陽明経と表裏関係にあるのは太陰経である．

手の少陰心経 → 足の太陰脾経　×

● 4　手の厥陰心包経は手の太陰肺経と表裏関係にある．

④ 手の厥陰心包経と表裏関係にある経絡は手の少陽三焦経である．厥陰経と表裏関係にあるのは少陽経である．太陰経と表裏関係にある経絡は陽明経である．

手の太陰肺経 → 手の少陽三焦経　×

● 5　手の陽明大腸経は足の少陰腎経と表裏関係にある．

⑤ 手の陽明大腸経と表裏関係にある経絡は手の太陰肺経である．手の陽経と表裏関係にある経絡は手の陰経の経絡である．

足の少陰腎経 → 手の太陰肺経　×

● 6　手の少陰心経は足の太陰脾経と表裏関係にある．

⑥ 手の少陰心経と表裏関係にある経絡は手の太陽小腸経である．少陰経と表裏関係にあるのは太陽経である．

足の太陰脾経 → 手の太陽小腸経　×

2.5　頭部の流注

● 1　前頭部の経絡の並びは正中から督脈，足の少陽胆経，足の太陽膀胱経の順である．

① 前頭部の経絡の並びは，正中から督脈，足の太陽膀胱経，足の少陽胆経の順である．前頭部に流注している足の経絡はこの2経のみである．

足の少陽胆経，足の太陽膀胱経　×
　→ 足の太陽膀胱経，足の少陽胆経

13

第1章 経絡概説

2.5 頭部の流注

問題	解説と解答
● 2 後頭部から耳介における経絡の走行は，正中から督脈，足の太陽膀胱経，足の少陽胆経，手の少陽三焦経である．	② 後頭部から耳介における経絡の走行は，正中から督脈，足の太陽膀胱経，足の少陽胆経，手の少陽三焦経である．これ以外の経絡は後頭部から耳介の間を走行しない． ○
● 3 耳珠の前にある経穴が所属する経絡は，上から手の少陽三焦経，足の少陽胆経，手の太陽小腸経である．	③ 耳珠の前にある経穴は耳門穴，聴宮穴，聴会穴である．これらはそれぞれ手の少陽三焦経，手の太陽小腸経，足の少陽胆経である． 足の少陽胆経，手の太陽小腸経 → 手の太陽小腸経，足の少陽胆経 ×
● 4 喉頭隆起から前面側頸部にかけて走行している経絡は，正中から任脈，足の陽明胃経，手の陽明大腸経である．	④ 喉頭隆起から前面側頸部にかけて配穴されている経穴は，廉泉穴，人迎穴，扶突穴であり，走行している経絡は，正中から任脈，足の陽明胃経，手の陽明大腸経である． ○

2.6 体幹部の流注

問題	解説と解答
● 1 腎経は腹部では任脈の外側1寸を上行する．	① 足の少陰腎経は腹部では任脈の外側5分を通る経絡である．任脈の外側1寸を通る経絡はない． 外側1寸 → 外側5分 ×
● 2 足の太陰脾経は神闕穴の外方4寸を通る．	② 足の太陰脾経は神闕穴（任脈）の外側4寸を通る経絡である．ただしこれは腹部のみで，胸部では外側6寸を通る． ○

2 十二経脈

14

第1章 経絡概説

問 題	解説と解答

2.6 体幹部の流注

●3 足の少陽胆経は腹部では上行する.

③ 足の少陽胆経は頭部から体幹,下肢,足趾へと下行する.腹部で上行するのは腎経(任脈から5分)と脾経(任脈から4寸),肝経である.

上行する → 下行する ×

●4 腹部の経絡の並びは正中から任脈,脾経,腎経,胃経である.

④ 腹部の経絡の並びは,正中から任脈,腎経,胃経,脾経である.

脾経,腎経,胃経 → 腎経,胃経,脾経 ×

●5 胸部の経絡の並びは正中から任脈,腎経,胃経,脾経である.

⑤ 胸部の経絡の並びは,腹部と同様,正中から任脈,腎経,胃経,脾経である.

○

●6 腹部の足の陽明胃経は任脈の外2寸を上行する.

⑥ 足の陽明胃経は,胸部では任脈の外4寸,腹部で任脈の外2寸を下行する.

上行する → 下行する ×

2.7 上肢の流注

●1 前腕前面の経絡の並びは尺側から肺経,心包経,心経である.

① 前腕前面の経絡の並びは,尺側から少陰心経,厥陰心包経,太陰肺経である.

肺経,心包経,心経
→ 心経,心包経,肺経 ×

●2 前腕後面の経絡の並びは,橈側から小腸経,三焦経,大腸経である.

② 前腕後面の経絡の並びは,橈側から陽明大腸経,少陽三焦経,太陽小腸経である.

小腸経,三焦経,大腸経
→ 大腸経,三焦経,小腸経 ×

15

第1章 経絡概説

2.7 上肢の流注

● 3 上腕上部前面の経絡の並びは、内側から少陰心経、厥陰心包経、太陰肺経、陽明大腸経である．

③ 上腕上部前面の経絡の並びは、内側から少陰心経、厥陰心包経、太陰肺経、陽明大腸経である．とくに陽明大腸経は、上腕上部で手五里穴、臂臑穴と続くときに上腕の前面を通る．

○

● 4 上腕上部後面の経絡の並びは、内側から少陽三焦経、太陽小腸経、陽明大腸経である．

④ 上腕上部後面の経絡の並びは、内側から太陽小腸経、少陽三焦経、陽明大腸経である．とくに陽明大腸経は、手五里穴から上腕前面を走行するので、後面へ走行しない．

少陽三焦経、太陽小腸経、陽明大腸経 → 太陽小腸経、少陽三焦経、陽明大腸経　×

● 5 前腕前面に分布する経絡の走行は求心性である．

⑤ 前腕前面に走行する経絡は陰経であり、体幹部から手指末端に走行する経絡である．したがって遠心性である．

求心性 → 遠心性　×

● 6 前腕後面に分布する経絡の走行は求心性である．

⑥ 前腕後面に走行する経絡は陽経であり、手指末端から体幹部に走行する経絡である．したがって求心性である．

○

2.8 下肢の流注

1 足の厥陰肝経は大腿では脾経と腎経との間を上行する．

① 足の厥陰肝経は大腿部分では足の太陰脾経と足の少陰腎経の間を上行する．これは膝関節付近でも同様である．ただし，足関節から膝関節の間では足の少陰腎経と足の厥陰肝経との間に足の太陰脾経が上行する．

○

2 腎経は足の第5指の下より始まり足底を通る．

② 足の少陰腎経は足の第5指の下より始まる経絡である．足の指先から始まるのは陰経で，他に足の太陰脾経（第1指内側から），足の厥陰肝経（第1指内側から）がある．

○

3 膀胱経の下腿の流注は遠心性である．

③ 足の太陽膀胱経は顔面部より始まり，頭部後面，体幹背部を通り，足指先に終わる経絡である．したがって下腿においては遠心性となる．

○

4 腎経は下腿では脛骨の内側縁を通る．

④ 足の少陰腎経は下腿内側においてアキレス腱と脛骨の間から，腓腹筋とヒラメ筋の間を上行する経絡である．脛骨の内側縁を通るのは足の太陰脾経である．

脛骨の内側縁 → アキレス腱と脛骨の間 | ×

5 足の太陽膀胱経の下肢での走行は求心性である．

⑤ 足の太陽膀胱経は内眼角から始まり，後頸部，腰背部から下肢へと下行する経絡である．したがって遠心性である．

求心性 → 遠心性 | ×

第1章 経絡概説

| 問　題 | 解説と解答 |

2.8 下肢の流注

● 6　足の少陽胆経の下肢での走行は下腿外側を上行する．

⑥　足の少陽胆経の下肢での走行は下腿外側を下行する．

上行する → 下行する　×

2.9 手の陰陽経間の接続（手先）

● 1　手の陽明大腸経は足の陽明胃経に接続する．

①　手の陽明大腸経は足の陽明胃経へ接続する．手の陽明経は足の陽明経へと続く．

要点かくにん 十二経脈の接続・表裏関係 ☞ p23 参照

○

● 2　手の少陰心経は小指末端に終わり，手の少陽三焦経に接続する．

②　手の少陰心経は小指末端の橈側に終わり，手の太陽小腸経へ接続する．

手の少陽三焦経 → 手の太陽小腸経　×

● 3　手の太陰肺経から手の陽明大腸経へは内眼角で接続する．

③　手の太陰肺経から手の陽明大腸経への接続は手示指端である．内眼角で接続するのは手の太陽小腸経から足の太陽膀胱経への場合である．

内眼角 → 手示指端　×

● 4　手の太陰肺経は手の陽明大腸経へ接続する．

④　手の太陰肺経は手の陽明大腸経へ接続する．手の陰経は手の陽経へ接続する．

○

● 5　手の厥陰心包経は手の少陽三焦経へ接続する．

⑤　手の厥陰心包経は手の少陽三焦経へ接続する．十二正経の接続で，手の厥陰心包経は手の少陽三焦経，手の太陰肺経は手の陽明大腸経，手の少陰心経は手の太陽小腸経へ接続する．

○

2.10 足の陰陽経間の接続（足先）

● 1 足の太陽膀胱経は足の少陰腎経から連なる．

① 足の太陽膀胱経は<u>手の太陽小腸</u>経から連なる．足の陽経（頭部から足先）→ 足の陰経（足先から体幹部）の経路をたどる．足の少陰腎経は<u>足の太陽膀胱</u>経から連なる．

要点チェック 十二経脈の接続・表裏関係 ☞ p23 参照　　<u>足の少陰腎経 → 手の太陽小腸経</u>　×

● 2 足の少陽胆経は手の少陽三焦経に接続する．

② 足の少陽胆経は<u>足の厥陰肝</u>経へ接続する．足の陰・陽経間の接続は，<u>陽経</u>から<u>陰経</u>へ続く．

<u>手の少陽三焦経 → 足の厥陰肝経</u>　×

● 3 足の小指で接続する経絡は膀胱経－腎経である．

③ 足で接続する経絡の組み合わせは3通りあるが，小指で接続するのは<u>足の太陽膀胱</u>経－<u>足の少陰腎</u>経の経絡である．ほかは足第1指内側端，足第1指外側端で接続する．

○

● 4 足の陽明胃経から足の太陰脾経へは足の母指内側端で接続する．

④ 足の陽明経から足の太陰経へは<u>足の母指</u>内側端で接続する．接続の法則で，足の陽経から足の陰経へは<u>足指端</u>で接続する．

○

● 5 足の陽明胃経は足の少陰腎経へ接続する．

⑤ 足の陽明胃経は足の<u>太陰脾</u>経へ接続する．足の陽経は足の<u>陰</u>経へ接続する．

<u>足の少陰腎経 → 足の太陰脾経</u>　×

第1章　経絡概説

問題　　　　　　　解説と解答

2.11 手足の陽経間の接続（頭部）

● 1　手の少陽三焦経は手の少陰心経に接続する．

① 手の少陽三焦経は足の少陽胆経へ接続する．手の少陰心経に接続するのは足の太陰脾経である．

要点チェック 十二経脈の接続・表裏関係☞ p23 参照　　手の少陰心経 → 足の少陽胆経　×

● 2　手の太陽小腸経は足の太陽膀胱経に接続する．

② 手の太陽小腸経は足の太陽膀胱経へ接続する．手の太陽経は足の太陽経へと続く．

○

● 3　手の太陽小腸経から足の太陽膀胱経へは外眼角で接続する．

③ 手の太陽小腸経から足の太陽膀胱経へは内眼角で接続する．外眼角で接続するのは手の少陽三焦経から足の少陽胆経への場合である．

外眼角 → 内眼角　×

● 4　手の少陽三焦経から足の少陽胆経へは手示指端で接続する．

④ 手の少陽経から足の少陽経へは外眼角で接続する．経絡の接続において，手の陽経から足の陽経へは顔面部で接続する．手指端で接続するのは手の陰経と手の陽経の場合である．

手示指端 → 外眼角　×

2.12 手足の陰経間の接続（胸腹部）

● 1　足の厥陰肝経は足の少陽胆経に接続する．

① 足の厥陰肝経は手の太陰肺経へ接続する．足の陰経(足先から体幹部) → 手の陰経（体幹から手先）の経路をたどる．足の少陽胆経に接続するのは手の少陽三焦経である．

要点チェック 十二経脈の接続・表裏関係☞ p23 参照　　足の少陽胆経 → 手の太陰肺経　×

第1章 経絡概説

問　題	解説と解答

2.12　手足の陰経間の接続（胸腹部）

● 2　腎経は胸中では手少陰心経に連なる．

② 足の少陰腎経は胸中で手の厥陰心包経に連なる．十二正経の順番で足の少陰腎経は手の厥陰心包経へと続く．

手の少陰心経 → 手の厥陰心包経　×

● 3　足の太陰脾経から手の少陰心経へは鼻傍部で接続する．

③ 足の太陰脾経から手の少陰心経へは心中で接続する．足の陰経から手の陽経への接続は胸中，胸中（肺内）と体幹部で接続する．逆に手の陽経から足の陽経への接続は顔面部（鼻翼外方，内眼角，外眼角）である．

鼻傍部 → 心中　×

● 4　足の太陰脾経は手の厥陰心包経へ接続する．

④ 足の太陰脾経は手の少陰心経へ接続する．足の陰経は手の陽経へ接続する．

手の厥陰心包経 → 手の少陰心経　×

● 5　足の少陰腎経は足の少陽胆経へ接続する．

⑤ 足の少陰腎経は手の厥陰心包経へ接続する．十二正経の接続で，足の少陰腎経は手の厥陰心包経，足の太陰脾経は手の少陰心経，足の厥陰肝経は手の太陰肺経へ接続する．

足の少陽胆経 → 手の厥陰心包経　×

2.13　解剖学的位置関係

● 1　心包経の経絡流注と尺骨神経の走行とは一致する．

① 手の厥陰心包経は前腕の中心部を通る．したがって手の厥陰心包経の走行に一致する神経は正中神経である．

尺骨神経 → 正中神経　×

第1章　経絡概説

| 問　題 | 解説と解答 |

2.13　解剖学的位置関係

● 2　心経の経絡流注と正中神経の走行とは一致する．

② 手の少陰心経は前腕の尺側を通る．したがって心経の走行に一致する神経は尺骨神経である．

正中神経 → 尺骨神経　×

● 3　大腸経の経絡流注と橈骨神経の走行とは一致する．

③ 手の陽明大腸経は前腕の橈側を通る．したがって手の陽明大腸経の走行に一致する神経は橈骨神経である．

○

● 4　小腸経の経絡流注と正中神経の走行とは一致する．

④ 手の太陽小腸経は前腕の尺側を通る．したがって手の太陽小腸経の走行に一致する神経は尺骨神経である．

正中神経 → 尺骨神経　×

● 5　大腿部における足の太陽膀胱経の走行は坐骨神経の走行と一致する．

⑤ 大腿部における足の太陽膀胱経の走行は大腿後面の中央を下行する．大腿部における坐骨神経の走行は大腿後面の中央を下行する．したがって，大腿部における足の太陽膀胱経と坐骨神経の走行は一致する．

○

第1章 経絡概説

問 題　　　解説と解答

要点チェック

■十二経脈の接続・表裏関係

接続	手示指端	足第1指内側端	手小指端	足第5指端	手薬指端	足第1指外側端
経穴	少商→商陽	厲兌→隠白	少衝→少沢	至陰→湧泉	中衝→関衝	竅陰→大敦
十二経脈	手太陰肺経 / 手陽明大腸経	足陽明胃経 / 足太陰脾経	手少陰心経 / 手太陽小腸経	足太陽膀胱経 / 足少陰腎経	手厥陰心包経 / 手少陽三焦経	足少陽胆経 / 足厥陰肝経
経穴	→中府 / 迎香→承泣	大包→極泉	聴宮→睛明	兪府→天池	糸竹空→瞳子髎	期門→
接続	中焦	鼻翼外方	心中	内眼角	胸中	外眼角	中焦

3. 奇経八脈

3.1 構成

● 1 奇経八脈の走行は十二経脈とは関わらない．

① 例えば衝脈が腹部一行線を通り足の少陰腎経と交会するように，奇経八脈は十二経脈を縦横に交わるように分布している．

ここチェック 奇経八脈の分布と十二経脈との関わり☞ p28 参照

関わらない → 密接に関わる ×

● 2 奇経八脈は十二正経と同様に属絡する臓腑との表裏関係がある．

② 奇経八脈の働きは全身の気血の盛衰を調整することであり，十二経脈の気血の盛衰に合わせて供給・収納する．したがって，十二経脈と異なり，属絡する臓腑や表裏関係はない．

表裏関係がある → 表裏関係がない． ×

● 3 督脈は奇経に含まれる．

③ 奇経八脈と呼ばれるように，任脈・督脈・衝脈・帯脈・陰維脈・陽維脈・陰蹻脈・陽蹻脈の8つの脈の総称が奇経である．

○

3.2 分布

● 1 督脈は十二正経に含まれる．

① 督脈は奇経に属する経絡である．任脈も同様に奇経に属する．よく言われる十四経脈はこの任脈，督脈に十二正経を加えたものをさす．

十二正経 → 奇経もしくは十四経脈 ×

● 2 督脈は陽の海といわれる．

② 督脈は陽に属し，陽の海といわれる．

○

第1章 経絡概説

| 問　題 | 解説と解答 |

3.2 分　布

● 3　任脈は陽に属する．

③ 任脈は陰に属し，<u>陰の海</u>といわれる．

陽 → 陰　×

● 4　帯脈は女子胞から起こって腹部を上行する．

④ 帯脈は<u>季脅</u>に起こって<u>腰部</u>を1周し，縦走する諸経脈を調整する作用をもっている．

女子胞から起こって腹部を上行
→ 季脅から起こって腰部を1周　×

● 5　衝脈は絡脈の海と為し，血海とも呼ばれる．

⑤ 衝脈は<u>経脈の海</u>と為し，<u>血海</u>と呼ばれ，任脈と胞中に起こる．

絡脈の海 → 経脈の海　×

● 6　陰蹻脈は踵から始まり足の少陰の別脈と呼ばれる．

⑥ 陰蹻脈は，足の<u>少陰</u>の<u>別脈</u>と呼ばれ，跟中から始まる奇経である．

〇

● 7　陽蹻脈は足の少陽の別脈と呼ばれ，踝中より起こる．

⑦ 陽蹻脈は足の<u>太陽</u>の<u>別脈</u>と呼ばれ，踝中より起こり風池穴に入って終わる．

少陽の別脈 → 太陽の別脈　×

● 8　陰維脈は足の少陰の築賓から始まる．

⑧ 陰維脈は<u>諸陰の交</u>に起こり，足の少陰の<u>築賓</u>穴から始まる奇経である．この<u>築賓</u>穴は陰維脈の郄穴である．

〇

● 9　陽維脈は足の太陽の陽輔穴から始まる．

⑨ 陽維脈は<u>諸陽の会</u>に起こり，足の太陽の<u>金門</u>穴より始まる奇経である．

陽輔穴 → 金門穴　×

3.3 経穴との関連

● 1 奇経八脈のうち，自経に経穴を持つのは任脈と帯脈である．

① 奇経八脈の中で自経に経穴を持つ経脈は任脈と督脈である．これ以外の帯脈，衝脈，陰維脈，陽維脈，陰蹻脈，陽蹻脈は自経に経穴を持たず，十四経脈にある経穴と交会している．

帯脈 → 督脈 ×

● 2 然谷穴は陽蹻脈に属する．

② 然谷穴は足の少陰腎経および陰蹻脈に属する経穴であり，起始穴である．陰蹻脈の宗穴は，照海穴であり，郄穴は交信穴である．

陽蹻脈 → 陰蹻脈 ×

● 3 申脈穴は陰維脈に属する．

③ 申脈穴は足の太陽膀胱経および陽蹻脈に属する経穴であり，起始穴・宗穴である．陽蹻脈の郄穴は跗陽穴である．

陰維脈 → 陽蹻脈 ×

● 4 築賓穴は陰蹻脈に属する．

④ 築賓穴は足の少陰腎経および陰維脈に属する経穴であり，起始穴・郄穴である．

陰蹻脈 → 陰維脈 ×

● 5 期門穴は陰維脈に属する．

⑤ 期門穴は足の厥陰肝経および陰維脈に属する経穴である．陰維脈の宗穴は，陰維脈に属していない内関穴である．

○

● 6 金門穴は陽維脈に属する．

⑥ 金門穴は足の太陽膀胱経および陽維脈に属する経穴であり，起始穴である．陽維脈の宗穴は陽維脈に属していない外関穴であり，郄穴は陽交穴である．

○

第1章 経絡概説

3.3 経穴との関連

● 7 章門穴は帯脈に属する.

⑦ 章門穴は帯脈に属する経穴であり, 起始穴である. 帯脈の宗穴は帯脈に属していない足臨泣穴である.

○

● 8 気衝穴は衝脈に属する.

⑧ 気衝穴は衝脈に属する経穴であり, 起始穴である. 衝脈の宗穴は衝脈に属していない公孫穴である.

○

● 9 陽蹻脈に属する経穴は4穴である.

⑨ 陽蹻脈に属する経穴は, 申脈穴, 僕参穴, 跗陽穴, 居髎穴, 臑兪穴, 巨骨穴, 肩髃穴, 地倉穴, 巨髎穴, 承泣穴, 睛明穴, 風池穴の12穴である.

4穴 → 12穴　×

● 10 陰蹻脈に属する経穴は4穴である.

⑩ 陰蹻脈に属する経穴は, 然谷穴, 照海穴, 交信穴, 睛明穴の4穴である.

○

● 11 陽維脈に属する経穴は13穴である.

⑪ 陽維脈に属する経穴は, 金門穴, 陽輔穴, 陽交穴, 臂臑穴, 天髎穴, 臑兪穴, 風池穴, 瘂門穴, 風府穴, 脳空穴, 承霊穴, 正営穴, 目窓穴, 頭臨泣穴, 陽白穴, 本神穴の16穴である.

13穴 → 16穴　×

● 12 陰維脈に属する経穴は16穴である.

⑫ 陰維脈に属する経穴は, 築賓穴, 衝門穴, 府舎穴, 大横穴, 腹哀穴, 期門穴, 天突穴, 廉泉穴の8穴である.

16穴 → 8穴　×

第1章　経絡概説

3.3　経穴との関連

13 帯脈に属する経穴は4穴である.

⑬ 帯脈に属する経穴は，章門穴，<u>帯脈</u>穴，五枢穴，維道穴の4穴である.

○

14 衝脈に属する経穴は8穴である.

⑭ 衝脈に属する経穴は，<u>気衝</u>穴，横骨穴，大赫穴，気穴穴，四満穴，陰交穴，中注穴，<u>肓兪</u>穴，商曲穴，石関穴，<u>陰都</u>穴，通谷穴，幽門穴の13穴である.

8穴 → 13穴　×

要点チェック

■奇経八脈の分布と十二経脈との関わり

名　称	分　布	十二経脈との関わり
督　脈	後正中線	足の太陽経，任脈
任　脈	前正中線	足の陽明経，督脈
衝　脈	腹部一行線	足の少陰経
帯　脈	腰の周囲	足の少陽経
陰維脈	下肢内側，腹部三行線，頸部	足の少陰経，足の太陰経，足の厥陰経，任脈
陰蹻脈	下肢内側，眼	足の少陰経
陽維脈	下肢外側，肩，頭項部	足の太陽経，足の少陽経，手の太陽経，手の少陽経，督脈
陽蹻脈	下肢外側，肩，頭部	足の陽明経，足の太陽経，足の少陽経，手の陽明経，手の太陽経

第2章 経穴概説

問題　　　　　　解説と解答

1．経穴沿革

1.1 経穴の起源

● 1　経穴の起源には，砭石などによる特定の身体部位への刺激により障害からの回復が計られるなど，経験的な積み重ねが考えられる．

① 経穴の起源については諸説あるが，特定部位への<u>刺激</u>によって障害から回復するといった古代からの経験的な積み重ねが考えられている．

○

● 2　経穴は治療点であり診断点ではない．

② 経穴は経脈を通じて<u>臓腑</u>と密接な関係があるとされ，疾病の際になんらかの反応をあらわす点であると同時に，施術を行い治癒させる<u>治療点</u>でもある．

ではない → である　×

1.2 経穴数の古典記載

● 1　黄帝内経に記載される経穴の総数は295穴である．

① 黄帝内経に記載される経穴数は単穴25穴，双穴（左右ある穴）135穴，経穴の総数は<u>295</u>穴である．

要点チェック 経穴数の古典記載☞ p30参照

○

● 2　甲乙経に記載される経穴の総数は650穴である．

② 甲乙経に記載される経穴数は単穴49穴，双穴300穴，経穴の総数は<u>649</u>穴である．

650穴 → 649穴　×

29

第2章 経穴概説

問題　　　　　　解説と解答

1.2 経穴数の古典記載

● 3　銅人腧穴鍼灸図経に記載される総穴名は349穴である．

③ 銅人腧穴鍼灸図経に記載される経穴数は単穴51穴，双穴303穴，総穴名は <u>354</u> 穴であり，総穴数は <u>657</u> 穴である．ほかに総穴名数が <u>354</u> 穴であるのは十四経発揮である．

349穴 → 354穴　×

● 4　十四経発揮に記載される経穴の総数は657穴である．

④ 十四経発揮に記載される経穴数は単穴51穴，双穴303穴の計354穴，経穴の総数は <u>657</u> 穴である．ほかに経穴の総数が <u>657</u> 穴とされているのは銅人腧穴鍼灸図経である．

○

要点チェック

■経穴数の古典記載

古典名	経穴名数	経穴総数
黄帝内経	160	295
甲乙経	349	649
銅人腧穴鍼灸図経	354	657
十四経発揮	354	657

2. 取穴法

2.1 骨度法と同身寸法

● 1 身体の一定点からある点までの長さを単位として定め，それを何分割かして尺寸を定めて取穴する方法を骨度法という．

① 身体の一定点からある点までの長さを単位として定め，それを何分割かして尺寸を定めたものを<u>骨度</u>という．<u>骨度</u>は骨格を基準として個人の寸度を定めたものであり，これを基準に取穴する方法を<u>骨度法</u>という．

○

要点チェック 骨度法による寸法 ☞ p37 参照

● 2 身体の特定部位の長さを尺度として用いる取穴方法を同身寸法という．

② 測定される人の特定部分の長さを尺度として取穴に用いる方法は<u>同身寸法</u>と呼ばれる．これは骨度法の簡便法として用いられる取穴方法である．

○

2.2 頭部の骨度法

● 1 前髪際中点から後髪際中点までで1尺2寸である．

① 前髪際<u>中点</u>から後髪際<u>中点</u>までは<u>1尺2寸</u>である．ほかに<u>1尺2寸</u>とされているのは，足指尖から踵（足底）まで，および肘窩から手関節横紋までがある．

○

● 2 百会穴から前髪際までの距離は7寸である．

② 百会穴から前髪際までの距離は<u>5寸</u>である．百会穴から後髪際までは<u>7寸</u>である．

7寸 → 5寸 ×

2.2 頭部の骨度法

● 3 両額角髪際間は7寸である．

③ 両額角髪際間は9寸である．ほかに9寸とされているのは，両乳様突起間，および頸切痕から胸骨体下端，腋窩横紋前端または後端から肘窩までである．

7寸 → 9寸　×

● 4 左右の頭維穴間は9寸である．

④ 頭維穴は額角髪際の直上5分に取る．この左右額角髪際の間（両額角髪際間ともいう）は9寸である．

○

● 5 眉間から前髪際中点までは3寸である．

⑤ 眉間から前髪際中点までは3寸である．ほかに3寸とされているのは内果尖から足底までである．

○

2.3 体幹部の骨度法

● 1 左右の肩甲棘内端縁間は6寸である．

① 左右の肩甲棘内端縁間は6寸である．ほかに6寸とされているものはない．

○

● 2 頸切痕から胸骨体下端まで8寸である．

② 頸切痕から胸骨体下端まで9寸である．ほかに9寸とされているのは，両額角髪際間，両乳様突起間，腋窩横紋前端または後端から肘窩までである．

8寸→9寸　×

2.3 体幹部の骨度法

● 3 胸骨体下端から恥骨結合上縁まで1尺2寸である．

③ 胸骨体下端から臍中央まで8寸，臍中央から恥骨結合上縁まで5寸であるので，胸骨体下端から恥骨結合上際までは1尺3寸である．ほかに1尺3寸とされているのは脛骨内側顆下縁から内果尖までである．

1尺2寸 → 1尺3寸　×

● 4 胸骨体下端から臍中央まで8寸である．

④ 胸骨体下端から臍中央までは8寸である．ほかに8寸とされているのは両乳頭間である．

○

● 5 両乳頭間は9寸である．

⑤ 両乳頭間は8寸である．ほかに8寸とされているのは胸骨体下端から臍中央までである．また9寸とされているのは両額角髪際間，頸切痕から胸骨体下端，腋窩横紋前端または後端から肘窩までである．

9寸 → 8寸　×

2.4 上肢の骨度法

● 1 肘窩から手関節横紋まで1尺3寸である．

① 肘窩から手関節横紋までは1尺2寸．ほかに1尺2寸とされているものは前髪際中点から後髪際中点まで，および足指尖から踵（足底）までである．

1尺3寸 → 1尺2寸　×

● 2 手指尖から手関節横紋までは8寸5分である．

② 手指尖から手関節横紋までは8寸5分（8寸半）である．ほかに8寸5分とされているものはない．

○

第2章 経穴概説

| 問　題 | 解説と解答 |

2.4　上肢の骨度法

● 3　腋窩横紋前端から肘窩まで9寸である．

③　腋窩横紋前端あるいは後端から肘窩までは<u>9寸</u>である．ほかに<u>9寸</u>とされているのは両額角髪際間である．

○

2.5　下肢の骨度法

● 1　大転子頂点から膝窩まで1尺9寸である．

①　大転子頂点から膝窩まで<u>1尺9寸</u>である．ほかに<u>1尺9寸</u>とされているものはない．

○

● 2　恥骨結合上縁から膝蓋骨上縁まで1尺6寸である．

②　恥骨結合上縁から膝蓋骨上縁までは<u>1尺8寸</u>である．ほかに<u>1尺8寸</u>とされているものはない．

1尺6寸 → 1尺8寸　×

● 3　脛骨内側顆下縁から内果尖までの長さは1尺3寸である．

③　脛骨内側顆下縁から内果尖までの長さは<u>1尺3寸</u>である．ほかに<u>1尺3寸</u>とされているものは，胸骨体下端から恥骨結合上縁までがある．

○

● 4　膝窩から外果尖まで1尺6寸である．

④　膝窩から外果尖までは<u>1尺6寸</u>である．ほかに<u>1尺6寸</u>とされているものはない．

○

● 5　膝蓋骨尖から内果尖まで1尺5寸である．

⑤　膝蓋骨尖から内果尖までは<u>1尺3寸</u>である．<u>1尺5寸</u>とされているものはない．

1尺5寸 → 1尺3寸　×

34

第2章 経穴概説

問題	解説と解答

2.5 下肢の骨度法

● 6 足指尖から踵（足底）までは1尺2寸である.

⑥ 足指尖から踵（足底）までは1尺2寸である．ほかに1尺2寸とされているのは前髪際中点から後髪際中点まで，肘窩から手関節横紋までである．

○

● 7 脛骨内側顆下縁から膝蓋骨尖まで3寸である．

⑦ 脛骨内側顆下縁から膝蓋骨尖まで2寸である．ほかに2寸とされているものはない．

3寸 → 2寸 ×

● 8 内果尖から足底まで4寸である．

⑧ 内果尖から足底まで3寸である．ほかに3寸とされているものは，眉間から前髪際中点までである．

4寸 → 3寸 ×

2.6 同身寸法

● 1 男性は右手，女性は左手の母指末節の幅を1寸とする．

① 同身寸法において，男性は左手，女性は右手の母指末節の幅を1寸とする．

○

● 2 中指中節の背側の長さを1寸5分とする．

② 母指と中指とで環をつくり，中指の内側にできる横紋の端を結ぶ間が1寸である．中指中節の背側ではない．

中指中節の背側 → 中指中節の内側 ×

● 3 示指から薬指までの第1節をあわせた横幅を3寸とする．

③ 示指から薬指までの第1節をあわせた横幅は2寸である．3寸とされるのは示指から小指までの横幅である．

3寸 → 2寸 ×

2.6 同身寸法

● 4 母指末節の長さを1寸とする.

④ 母指末節の長さではなく,母指末節の横幅が1寸である.

母指末節の長さ → 母指末節の横幅　×

● 5 示指から小指までの中節の横幅は3寸である.

⑤ 示指から小指までの中節の横幅は3寸である.示指から薬指までは第1節で2寸となり,示指から小指までは中節で3寸となる.

○

要点チェック

■骨度法による寸法

部	骨 度 部 位	長 さ
頭部	前髪際中点から後髪際中点まで	1尺2寸
	眉間から前髪際中点	3寸
	両額角髪際間	9寸
	両乳様突起間	9寸
胸部腹部季肋部	頸切痕から胸骨体下端	9寸
	胸骨体下端から臍中央	8寸
	臍中央から恥骨結合上縁	5寸
	両乳頭間	8寸
上背	左右の肩甲棘内側縁間	6寸
上肢	手指尖から手関節横紋	8寸5分
	腋窩横紋前端または後端から肘窩	9寸
	肘窩から手関節横紋	1尺2寸
下肢	恥骨結合上際から膝蓋骨上縁	1尺8寸
	膝蓋骨尖から内果尖	1尺5寸
	脛骨内側顆下縁から内果尖	1尺3寸
	脛骨内側顆下縁から膝蓋骨尖	2寸
	大転子頂点から膝窩	1尺9寸
	殿溝から膝窩	1尺4寸
	膝窩から外果尖	1尺6寸
	内果尖から足底	3寸
	足指尖から踵（足底）	1尺2寸

第3章　任脈と督脈の経穴

問題　　　　　　　解説と解答

1. 任　脈

1.1 構　成

● 1　承漿穴は任脈に属する．

① 承漿穴は任脈に属する最後の経穴である．同音異穴である少商穴（肺経），少衝穴（心経）と混同しないように注意する．

○

● 2　任脈に属する経穴は27穴である．

② 任脈に属する経穴は24穴である．所属する経絡が27穴であるのは，足の少陰腎経である．

27穴 → 24穴　×

● 3　曲骨穴から巨闕穴まで，両経穴を含めた経穴の数は13穴である．

③ 曲骨穴からは，中極穴，関元穴，石門穴，気海穴，陰交穴，神闕穴，水分穴，下脘穴，建里穴，中脘穴，上脘穴，巨闕穴の順に計13穴配穴される．

○

1.2 取　穴　法

● 1　関元穴は神闕穴の下2寸に取る．

① 関元穴は神闕穴の下3寸に取る．

2寸 → 3寸　×

39

第3章　任脈と督脈の経穴

1.2 取穴法

● 2　水分穴は神闕穴から1寸5分に取る.

② 水分穴は神闕穴の上1寸に取る. 神闕穴から1寸5分に取る経穴は気海穴である.

1寸5分 → 1寸　×

● 3　下脘穴は神闕穴の上3寸に取る.

③ 下脘穴は神闕穴の上2寸に取る. 神闕穴の上3寸に取るのは建里穴である.

3寸 → 2寸　×

● 4　中脘穴は臍の上4寸に取る.

④ 中脘穴は胸骨体下端と臍中央の中間で, 臍中央 (神闕穴) の上4寸に取る.

○

● 5　中脘穴と鳩尾穴との間は3寸である.

⑤ 中脘穴と鳩尾穴の間は3寸である. 両経穴間には1寸ごとに上脘穴, 巨闕穴を取る.

○

● 6　巨闕穴は臍の上6寸に取る.

⑥ 巨闕穴は中脘穴と胸骨体下端との中央で, 臍中央 (神闕穴) の上6寸に取る.

○

● 7　鳩尾穴は神闕穴の上7寸に取る.

⑦ 鳩尾穴は神闕穴の上7寸に取る. 腎経, 胃経, 脾経が併走しているが, 鳩尾穴に並ぶ経穴はない.

○

● 8　膻中穴は前正中線上で第4肋間と同じ高さに取る.

⑧ 膻中穴は前正中線上で第4肋間と同じ高さに取る. 第4肋間は神封穴, 乳中穴, 天池穴なども配穴されるので横並びを覚えること.

○

第3章 任脈と督脈の経穴

| 問　題 | 解説と解答 |

1.2 取穴法

● 9　中極穴から神闕穴までの距離は建里穴から神闕穴までの距離と同じである．

⑨ 中極穴から神闕穴までは<u>4寸</u>だが，建里穴から神闕穴までは<u>3寸</u>である．神闕穴までの距離が4寸なのは<u>中脘</u>穴である．

建里穴から → 中脘穴から　×

1.3 解剖学的位置関係

● 1　承漿穴は口輪筋上に取る．

① 承漿穴は<u>口輪筋</u>上に取る．ほかに，<u>口輪筋</u>上に取穴する経穴は水溝穴（督脈），禾髎穴（手の陽明大腸経），<u>地倉</u>穴（足の陽明胃経）などがある．

○

● 2　膻中穴は第4胸神経の支配領域に取る．

② 膻中穴は<u>第4胸</u>神経の支配領域に取る．ほかに，同じ第4肋間に取る神封穴（足の少陰腎経），乳中穴（足の陽明胃経），天池穴（手の厥陰心包経），天渓穴（足の厥陰肝経）も<u>第4胸</u>神経の支配領域に取る．

○

● 3　神闕穴は第12胸神経の支配領域に取る．

③ 第10胸神経の支配領域は胸郭部から季肋部，正中線に向かって下がった場所である．したがって神闕穴は<u>第10胸</u>神経の支配領域に含まれる．ほかに，天枢穴も<u>第10胸</u>神経の支配領域に含まれる．

第12胸神経 → 第10胸神経　×

● 4　承漿穴は三叉神経第3枝の知覚領域にある．

④ 三叉神経第3枝の知覚領域は下顎部が含まれる．よって下顎部にある承漿穴は<u>三叉</u>神経第<u>3</u>枝知覚領域にある．

○

41

第3章　任脈と督脈の経穴

問　題　　　解説と解答

3 要点チェック

1 任脈

■任脈に属する経穴：全24穴

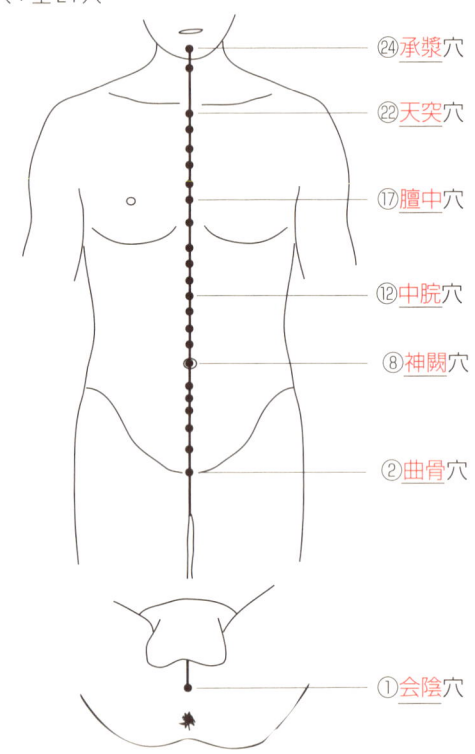

㉔ 承漿穴
㉒ 天突穴
⑰ 膻中穴
⑫ 中脘穴
⑧ 神闕穴
② 曲骨穴
① 会陰穴

① 会陰穴　② 曲骨穴　③ 中極穴　④ 関元穴　⑤ 石門穴
⑥ 気海穴　⑦ 陰交穴　⑧ 神闕穴　⑨ 水分穴　⑩ 下脘穴
⑪ 建里穴　⑫ 中脘穴　⑬ 上脘穴　⑭ 巨闕穴　⑮ 鳩尾穴
⑯ 中庭穴　⑰ 膻中穴　⑱ 玉堂穴　⑲ 紫宮穴　⑳ 華蓋穴
㉑ 璇璣穴　㉒ 天突穴　㉓ 廉泉穴　㉔ 承漿穴

第3章 任脈と督脈の経穴

問題　　　　解説と解答

2. 督　脈

2.1 構　成

● 1　神堂穴は督脈に属する．

① 神堂穴は<u>足の太陽膀胱</u>経に属する経穴である．督脈に属するのは<u>神道</u>穴である．同音異穴に注意する．

神堂 → 神道　×

● 2　督脈に属する経穴は28穴である．

② 督脈に属する経穴は<u>28</u>穴である．ほか，所属する経穴数が28穴の経絡はない．

○

● 3　第7頸椎から第5腰椎の間にある督脈の経穴数は14穴である．

③ 第7頸椎から第5腰椎の間にある経穴は，<u>腰陽関</u>穴から<u>大椎</u>穴までの<u>12</u>穴である．

14穴 → 12穴　×

● 4　中枢穴は督脈に属する経穴である．

④ 中枢穴は<u>督脈</u>に属する経穴である．経穴の世界標準化により，中枢穴は督脈に属することになった．

○

● 5　腰陽関穴から大椎穴まで，両経穴を含めた経穴の数は12穴である．

⑤ 腰陽関穴からは，命門穴，懸枢穴，脊中穴，中枢穴，筋縮穴，至陽穴，霊台穴，神道穴，身柱穴，陶道穴，大椎穴の順に計<u>12</u>穴配穴される．

○

● 6　瘂門穴から神庭穴まで，両経穴を含めた経穴の数は10穴である．

⑥ 瘂門穴からは，風府穴，脳戸穴，強間穴，後頂穴，<u>百会</u>穴，前頂穴，顖会穴，上星穴，神庭穴の順に<u>10</u>穴配穴される．

○

43

第3章 任脈と督脈の経穴

2.2 取穴法

問題	解説と解答
● 1 命門穴は第3腰椎棘突起下方の陥凹部に取る.	① 命門穴は腎兪穴, 志室穴と同じ高さで, 第2腰椎棘突起下方の陥凹部に取る.
	第3腰椎 → 第2腰椎　×
● 2 筋縮穴は第9胸椎棘突起下方の陥凹部に取る.	② 筋縮穴は肝兪穴, 魂門穴と同じ高さで, 第9胸椎棘突起下方の陥凹部に取る.
	○
● 3 至陽穴は第8胸椎棘突起下方の陥凹部に取る.	③ 至陽穴は膈兪穴, 膈関穴と同じ高さで, 第7胸椎棘突起下方の陥凹部の高さに取る.
	第8胸椎 → 第7胸椎　×
● 4 身柱穴は第2胸椎棘突起下方の陥凹部に取る.	④ 身柱穴は肺兪穴, 魄戸穴と同じ高さで, 第3胸椎棘突起下方の陥凹部に取る. 第2胸椎棘突起下に取る経穴はない.
	第2胸椎 → 第3胸椎　×
● 5 強間穴は脳戸穴の上2寸に取る.	⑤ 強間穴は脳戸穴の上1寸5分に取る.
	上2寸 → 上1寸5分　×
● 6 百会穴と上星穴との間は3寸である.	⑥ 上星穴は前髪際から1寸に取る. 前髪際から百会穴まで5寸なので百会穴と上星穴の間は4寸である.
	3寸 → 4寸　×
● 7 神庭穴は前髪際を入ること1寸, 正中線上に取る.	⑦ 神庭穴は前髪際を入ること5分, 正中線上に取る. 前髪際がはっきりしない場合は, 眉間の中央の上方3寸5分に取る.
	1寸 → 5分　×

第3章 任脈と督脈の経穴

2.2 取穴法

● 8 脊中穴は第11胸椎棘突起下方の陥凹部に取る．

⑧ 脊中穴は<u>第11胸椎</u>棘突起下方の陥凹部に取る．同じ高さには，足の太陽膀胱経の<u>脾兪</u>穴，<u>意舎</u>穴を取る．

○

● 9 大椎穴は第1胸椎棘突起下方の陥凹部に取る．

⑨ 大椎穴は<u>第7頸椎</u>棘突起下方の陥凹部に取る．第1胸椎棘突起下方の陥凹部には<u>陶道</u>穴が配穴される．

第1胸椎 → 第7頸椎　×

● 10 百会穴は前髪際の後方7寸，正中線上に取る．

⑩ 百会穴は前髪際の後方<u>5寸</u>，正中線上で，左右の耳介を前に折り，その耳尖を結ぶ線の中点に取る．

7寸 → 5寸　×

2.3 解剖学的位置関係

● 1 水溝穴は口輪筋上に取る．

① 水溝穴は<u>口輪筋</u>上に取る．ほかに，<u>口輪筋</u>上に取穴する経穴は足陽明胃経の地倉穴，手陽明大腸経の<u>禾髎</u>穴などがある．

○

● 2 百会穴は三叉神経第1枝の知覚領域にある．

② 三叉神経第1枝の知覚領域には，前頭部から頭頂部が含まれる．したがって，百会穴は<u>三叉</u>神経第<u>1</u>枝知覚領域に取る．ほかに，前頂穴から素髎穴も<u>三叉</u>神経第1枝知覚領域に含まれる．

○

● 3 強間穴は大後頭神経の知覚支配領域に取る．

③ 強間穴は<u>大後頭</u>神経の知覚支配領域に取る．ほかに，<u>脳戸</u>穴，後頂穴なども<u>大後頭</u>神経の知覚支配領域に取る．

○

45

第3章 任脈と督脈の経穴

問題　　解説と解答

要点チェック

■督脈に属する経穴：全28穴

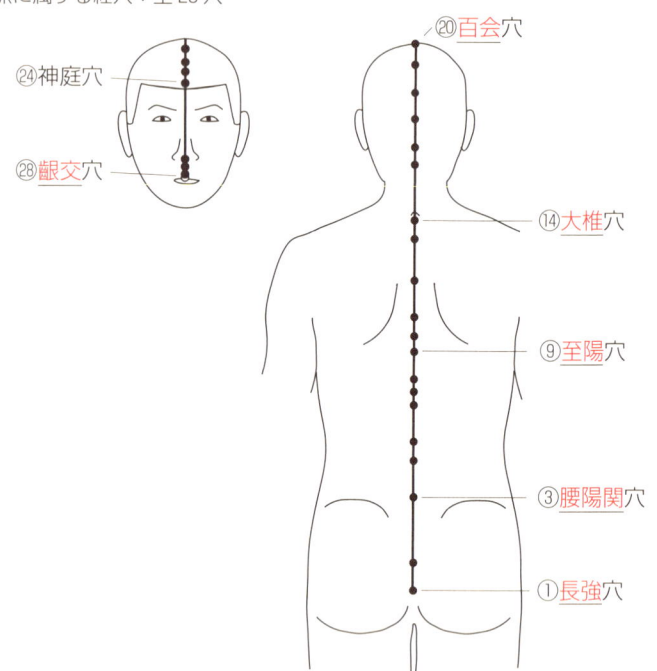

⑳百会穴
㉔神庭穴
㉘齦交穴
⑭大椎穴
⑨至陽穴
③腰陽関穴
①長強穴

① 長強穴　② 腰兪穴　③ 腰陽関穴　④ 命門穴　⑤ 懸枢穴
⑥ 脊中穴　⑦ 中枢穴　⑧ 筋縮穴　⑨ 至陽穴　⑩ 霊台穴
⑪ 神道穴　⑫ 身柱穴　⑬ 陶道穴　⑭ 大椎穴　⑮ 瘂門穴
⑯ 風府穴　⑰ 脳戸穴　⑱ 強間穴　⑲ 後頂穴　⑳ 百会穴
㉑ 前頂穴　㉒ 顖会穴　㉓ 上星穴　㉔ 神庭穴　㉕ 素髎穴
㉖ 水溝穴　㉗ 兌端穴　㉘ 齦交穴

第4章 手足の太陰・陽明経穴

問題　　　　　解説と解答

1．手の太陰肺経

1.1 構　成

● 1　手の太陰肺経の経穴数は11穴である．

① 手の太陰肺経の経穴数は計 11 穴である．ほかに経穴総数が 11 穴の経絡はない．

○

● 2　肘関節から手関節までの間にある手の太陰肺経の経穴は6穴ある．

② 肘関節から手関節までの間にある手の太陰肺経の経穴は尺沢穴，孔最穴，列欠穴，経渠穴，太淵穴の5穴である．

6穴 → 5穴　×

● 3　少衝穴は手の太陰肺経に含まれる．

③ 手の太陰肺経に属するのは少商穴である．少衝穴は手の少陰心経に属する経穴である．ほかに任脈に所属する承漿穴もある．同音異穴に注意する．

少衝穴 → 少商穴　×

● 4　尺沢穴は手の厥陰心包経に含まれる経穴である．

④ 尺沢穴は手の太陰肺経に含まれる経穴である．手の厥陰心包経で間違いやすい経穴は曲沢穴である．ほかに「沢」がつく経穴は少沢穴（手の太陽小腸経の起始穴）があるので注意する．

手の厥陰心包経 → 手の太陰肺経　×

47

第4章 手足の太陰・陽明経穴

1.1 構成

問題	解説と解答
●5 太淵穴は手の太陰肺経に属する経穴である.	⑤ 太淵穴は手の太陰肺経に属する経穴で,手の太陰肺経の兪土穴,原穴であり,八会穴の脈会でもある.
	○

1.2 取穴法

問題	解説と解答
●1 尺沢穴は肘窩横紋上で上腕二頭筋腱の外側に取る.	① 尺沢穴は肘窩横紋上で上腕二頭筋腱の外側(橈側)に取る.上腕二頭筋腱の内方には曲沢穴(手の厥陰心包経)を取る.位置関係に注意すること.
	○
●2 孔最穴は尺沢穴の下4寸に取る.	② 孔最穴は尺沢穴の下5寸,太淵穴の上7寸に取る.
	4寸 → 5寸 ×
●3 手関節横紋から列欠穴までの距離は5分である.	③ 手関節横紋から列欠穴までの距離は1寸5分である.手関節横紋から5分の距離に配穴されている経穴は手の少陰心経の陰郄穴がある.
	5分 → 1寸5分 ×
●4 手関節横紋から経渠穴までの距離は1寸である.	④ 手関節横紋から経渠穴までの距離は1寸である.ほかに,手関節横紋から1寸の距離に配穴されている経穴は手の少陰心経の通里穴がある.
	○
●5 手関節横紋から孔最穴までの距離は8寸である.	⑤ 手関節横紋から孔最穴までの距離は7寸である.手関節横紋から8寸の距離に配穴されている経穴は手の陽明大腸経の下廉穴がある.
	8寸 → 7寸 ×

第4章 手足の太陰・陽明経穴

問 題	解説と解答

1.2 取穴法

● 6 中府穴は雲門穴の上1寸である. □ □

⑥ 中府穴は手の太陰肺経の起始穴であり，雲門穴（鎖骨下窩，烏口突起の内方，前正中線の外方6寸）の下1寸に取る．また，中府穴は手の太陰肺経の募穴でもある．

上1寸 → 下1寸 ×

● 7 孔最穴は尺沢穴から太淵穴に □ 向かって5寸に取る． □

⑦ 孔最穴は前腕前橈側にあり，太淵穴の上7寸，尺沢穴の下5寸に取る．また，手の太陰肺経の郄穴でもある．

○

1.3 解剖学的位置関係

● 1 侠白穴は上腕二頭筋の外側縁 □ に取る． □

① 侠白穴は上腕二頭筋の外側縁に取る．ほかに，天府穴も上腕二頭筋の外側縁に取る．

上腕二頭筋短頭 → 上腕二頭筋長頭 ×

● 2 尺沢穴は橈骨神経の支配領域 □ にある． □

② 尺沢穴は筋皮神経の支配領域にある．橈骨神経の支配領域は前腕背側である．

橈骨神経 → 筋皮神経 ×

● 3 孔最穴はデルマトームのC6 □ 領域にある． □

③ 手の太陰肺経の天府穴から少商穴まではデルマトームのC6領域にある．

○

● 4 孔最穴は橈側手根屈筋上に取 □ る． □

④ 孔最穴は腕橈骨筋上に取る．取穴に橈側手根屈筋が関わる経穴は，郄門穴，間使穴（手の厥陰心包経）である．

橈側手根屈筋 → 腕橈骨筋 ×

第4章 手足の太陰・陽明経穴

1.3 解剖学的位置関係

問 題	解説と解答
● 5　経渠穴は橈骨動脈拍動部に取る.	⑤ 経渠穴は<u>橈骨</u>動脈拍動部に取る．ほかに，<u>橈骨</u>動脈拍動部に取るのは太淵穴である．
	○
● 6　雲門穴は深部に腋窩動脈が通る．	⑥ 雲門穴は<u>鎖骨下窩烏口突起</u>の内方で，深部に腋窩動脈が通る．
	○

第4章　手足の太陰・陽明経穴

問　題　　　解説と解答

要点チェック

■手の太陰肺経に属する経穴：全11穴

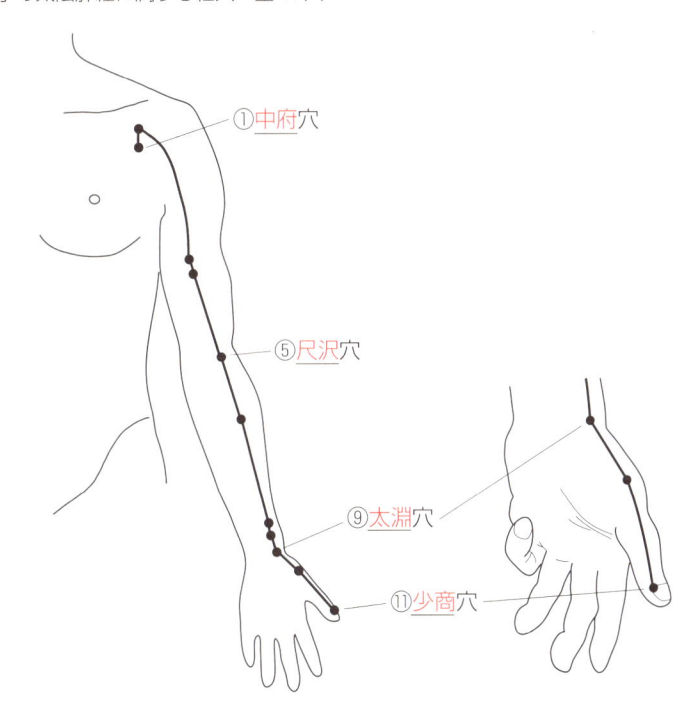

① 中府穴
⑤ 尺沢穴
⑨ 太淵穴
⑪ 少商穴

① 中府穴　② 雲門穴　③ 天府穴　④ 侠白穴　⑤ 尺沢穴
⑥ 孔最穴　⑦ 列欠穴　⑧ 経渠穴　⑨ 太淵穴　⑩ 魚際穴
⑪ 少商穴

2. 手の陽明大腸経

2.1 構　成

● 1　手の陽明大腸経の経穴総数は20穴である．

① 手の陽明大腸経の経穴総数は <u>20</u> 穴である．ほかに総計穴数が <u>20</u> 穴の経絡はない．

○

● 2　手関節横紋から肘関節横紋までにある手の陽明大腸経の経穴数は5穴である．

② 手関節横紋から肘関節横紋までにある手の陽明大腸経の経穴は，陽渓穴，偏歴穴，温溜穴，下廉穴，上廉穴，手三里穴，曲池穴の <u>7穴</u> である．

5穴 → 7穴　×

● 3　偏歴穴と陽谷穴は手の陽明大腸経に属する経穴である．

③ <u>偏歴</u>穴は手の陽明大腸経に所属する経穴だが，陽谷穴は手の太陽小腸経に所属する経穴である．手の陽明大腸経の陽渓穴と名前が近似しているので注意する．

陽谷穴 → 陽渓穴　×

● 4　曲池穴は手の厥陰心包経に属する経穴である．

④ 曲池穴は <u>手の陽明大腸</u>経に所属する経穴である．手の厥陰心包経に属する曲沢穴と名前が近似しているので注意する．

手の厥陰心包経 → 手の陽明大腸経　×

● 5　肘髎穴は手の陽明大腸経に属する経穴である．

⑤ 肘髎穴は肘部にある <u>手の陽明大腸</u>経に所属する経穴である．

○

第4章 手足の太陰・陽明経穴

問題 | 解説と解答

2.1 構　成

● 6　手五里穴は手の陽明大腸経に属する経穴である．

⑥ 手五里穴は手の<u>陽明大腸</u>経に属する経穴である．五里穴には，足の<u>厥陰肝</u>経に属する足五里穴もあるので注意する．

○

2.2 取穴法

● 1　手関節から偏歴穴までの距離は3寸である．

① 偏歴穴は陽渓穴（手関節後橈側）から曲池穴へ向かい上<u>3寸</u>に取る．

○

● 2　手関節から温溜穴までの距離は5寸である．

② 温溜穴は陽渓穴（手関節後橈側）から曲池穴へ向かい上<u>5寸</u>，長・短橈側手根伸筋の間に取る．

○

● 3　手関節から手三里穴までの距離は7寸である．

③ 手三里穴は曲池穴の下2寸，手関節（陽渓穴）から曲池穴に向かい上<u>10寸</u>，長・短橈側手根伸筋の間に取る．

7寸 → 10寸　×

● 4　温溜穴は手関節の上5寸に取る．

④ 温溜穴は手関節の上<u>5寸</u>に取る．骨度法で，手関節横紋から肘関節までは1尺2寸であり，手の厥陰心包経の郄門穴，手の太陽小腸経の支正穴と並んで配穴される．

○

● 5　手三里穴は曲池穴の下3寸に取る．

⑤ 手三里穴は曲池穴の下<u>2寸</u>，長・短橈側手根伸筋の間に取る．

3寸 → 2寸　×

53

第4章 手足の太陰・陽明経穴

2.2 取穴法

問題	解説と解答
● 6 曲池穴は肘外側, 尺沢穴と上腕骨外側上顆を結ぶ線上の中点に取る.	⑥ 曲池穴は肘外側, <u>尺沢穴</u>と上<u>腕骨外側上顆</u>を結ぶ線上の中点で, 肘を深く曲げ, 肘窩横紋外端の陥凹中に取る.
	○
● 7 手五里穴は上腕外側, 曲池穴と肩髃穴を結ぶ線上, 肘窩横紋の上方2寸に取る.	⑦ 手五里穴は上腕外側, <u>曲池</u>穴と<u>肩髃</u>穴を結ぶ線上, 肘窩横紋の上方<u>3</u>寸に取る.
	2寸 → 3寸 ×
● 8 臂臑穴は三角筋前縁, 曲池穴の上方3寸に取る.	⑧ 臂臑穴は三角筋前縁, 曲池穴の上方<u>7</u>寸に取る.
	3寸 → 7寸 ×
● 9 肩髃穴は肩峰外縁の前端と上腕骨大結節の間の陥凹部に取る.	⑨ 肩髃穴は肩峰外縁の<u>前端</u>と上腕骨大結節の間の<u>陥凹部</u>に取る. 肩峰を挟んで後側には<u>肩髎</u>穴（手少陽三焦経）を取る. 位置関係に注意すること.
	○
● 10 巨骨穴は肩甲棘のほぼ中央上際に取る.	⑩ 巨骨穴は<u>鎖骨</u>の肩峰端と<u>肩甲棘</u>の間の陥凹部に取る. 肩甲棘のほぼ中央上際に取る経穴は秉風穴（小腸経）である.
	肩甲棘のほぼ中央上際 → 鎖骨の肩峰端と肩甲棘の間の陥凹部 ×

2.2 取穴法

● 11 扶突穴は喉頭隆起の外方3寸に取る.

⑪ 扶突穴は<u>甲状軟骨上縁</u>と同じ高さ，胸鎖乳突筋の前縁と後縁の間に取る．足の陽明胃経の<u>人迎</u>穴の外方に取る．

3寸
→ 甲状軟骨上縁と同じ高さ，胸鎖乳突筋の前縁と後縁の間 ×

● 12 禾髎穴は兌端穴の外5分に取る.

⑫ 禾髎穴は<u>水溝</u>穴の外5分に取る．兌端穴の外5分に取る経穴はない．

兌端穴 → 水溝穴 ×

2.3 解剖学的位置関係

● 1 温溜穴は長・短橈側手根伸筋の間に取る.

① 温溜穴は<u>長・短橈側手根伸筋</u>の間に取る．ほかに，下廉穴，上廉穴，手三里穴も長・短橈側手根伸筋の間に取る．

○

● 2 臂臑穴は僧帽筋上部線維上にある経穴である.

② 臂臑穴は曲池穴の上7寸，<u>三角筋</u>前縁に取る．

僧帽筋上部線維上 → 三角筋前縁 ×

● 3 肩髃穴は三角筋上に取る.

③ 肩髃穴は肩峰外縁の前端と上腕骨大結節の間の陥凹部で<u>三角筋</u>上に取る．

○

第4章 手足の太陰・陽明経穴

2.3 解剖学的位置関係

● 4 巨骨穴は僧帽筋および棘下筋上に取る．

④ 巨骨穴は<u>僧帽筋</u>および<u>棘上筋</u>上に取る．ほかに<u>棘上筋</u>上に取る経穴は手の太陽小腸経の秉風穴，曲垣穴がある．棘下筋上にある経穴は手の太陽小腸経の天宗穴である．

棘下筋 → 棘上筋　×

● 5 禾髎穴は頬筋上に取る．

⑤ 禾髎穴は<u>口輪筋</u>上に取る．ほかに<u>口輪筋</u>上に取る経穴は水溝穴（督脈），地倉穴（胃経）などがある．

頬筋 → 口輪筋　×

● 6 偏歴穴は橈骨神経の支配領域にある．

⑥ 偏歴穴は<u>橈骨</u>神経の支配領域にある．ほか，陽渓穴から曲池穴の経穴は橈骨神経の支配領域にある．

○

● 7 禾髎穴は三叉神経第3枝の支配領域にある．

⑦ 禾髎穴は<u>三叉</u>神経第<u>2</u>枝の支配領域に取る．ほかに三叉神経第2枝の支配領域にある経穴は四白穴，巨髎穴，迎香穴などがある．

三叉神経第3枝 → 三叉神経第2枝　×

第4章　手足の太陰・陽明経穴

問　題　　　解説と解答

要点チェック

■手の陽明大腸経に属する経穴：全20穴

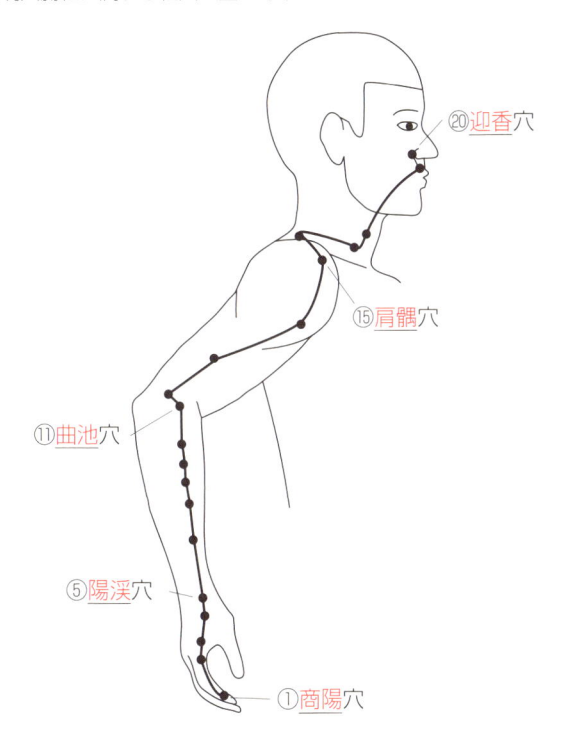

⑳ 迎香穴
⑮ 肩髃穴
⑪ 曲池穴
⑤ 陽渓穴
① 商陽穴

① 商陽穴　② 二間穴　③ 三間穴　④ 合谷穴　⑤ 陽渓穴
⑥ 偏歴穴　⑦ 温溜穴　⑧ 下廉穴　⑨ 上廉穴　⑩ 手三里穴
⑪ 曲池穴　⑫ 肘髎穴　⑬ 手五里穴　⑭ 臂臑穴　⑮ 肩髃穴
⑯ 巨骨穴　⑰ 天鼎穴　⑱ 扶突穴　⑲ 禾髎穴　⑳ 迎香穴

57

3. 足の陽明胃経

3.1 構　成

● 1　足の陽明胃経の経穴総数は 43 穴である．

① 足の陽明胃経の経穴総数は 45 穴である．経穴総数が 43 穴の経絡はない．

43穴 → 45穴　×

● 2　任脈の外 2 寸にある足の陽明胃経の経穴は 14 穴である．

② 任脈の外 2 寸にある足の陽明胃経の経穴は不容穴から気衝穴まで 12 穴である．

14穴 → 12穴　×

● 3　天枢穴から気衝穴に含まれる足の陽明胃経の経穴は，両経穴を入れて 6 穴である．

③ 神闕穴の外 2 寸は天枢穴，中極穴の外 2 寸は気衝穴である．これらの経穴の間には外陵穴，大巨穴，水道穴，帰来穴が含まれることから，計 6 穴である．

〇

● 4　巨髎穴は足の陽明胃経に属する経穴である．

④ 巨髎穴は足の陽明胃経に所属する経穴である．「巨」が付く経穴には，巨闕穴（任脈），巨骨穴（手の陽明大腸経）などがある．

〇

● 5　外陵穴は手の厥陰心包経に属する経穴である．

⑤ 外陵穴は足の陽明胃経に所属する経穴である．手の厥陰心包経に属する外陵穴に近似した経穴は大陵穴である．

手の厥陰心包経 → 足の陽明胃経　×

● 6　商陽穴は足の陽明胃経に属する経穴である．

⑥ 商陽穴は手の陽明大腸経に所属する経穴である．足の陽明胃経に所属するのは衝陽穴である．

足の陽明胃経 → 手の陽明大腸経　×

第4章 手足の太陰・陽明経穴

問 題	解説と解答

3.1 構　成

● 7　欠盆穴は足の陽明胃経に属する経穴である．

⑦　欠盆穴は足の陽明胃経に所属する経穴である．また欠盆穴は手の陽経すべてが流注する経穴でもある．

○

3.2 取穴法

● 1　不容穴は天枢穴の上6寸に取る．

①　不容穴は天枢穴の上6寸に取る．同音異穴である足の太陽膀胱経に属する跗陽穴に注意する．

○

● 2　太乙穴は天枢穴の上3寸に取る．

②　太乙穴は天枢穴の上2寸に取る．天枢穴の上3寸に取る経穴は関門穴である．

3寸 → 2寸　×

● 3　帰来穴は天枢穴の下4寸に取る．

③　帰来穴は天枢穴の下4寸，中極穴（任脈）の外2寸に取る．また，大赫穴（足の少陰腎経）と同じ高さに取る．

○

● 4　足三里穴は内膝眼穴の下3寸に取る．

④　足三里穴は犢鼻穴の下方3寸に取る．

内膝眼穴 → 犢鼻穴　×

● 5　足三里穴から上巨虚穴までと上巨虚穴から下巨虚穴までの距離はともに3寸である．

⑤　足三里穴から上巨虚穴までと上巨虚穴から下巨虚穴までの距離はともに3寸である．ほか，下腿部で両経穴間が3寸なのは犢鼻穴と足三里穴のみである．

○

第4章 手足の太陰・陽明経穴

3.2 取穴法

問　題	解説と解答
● 6　豊隆穴は内果の上8寸に取る．	⑥ 豊隆穴は<u>外果</u>の上8寸に取る．外果の上8寸に取る経穴は承山（足の太陽膀胱経）である．
	内果 → 外果　×
● 7　厲兌穴は足の第2指で末節骨内側，爪甲角の近位外方1分に取る．	⑦ 厲兌穴は足の第2指で末節骨<u>外</u>側，爪甲角の近位外方1分に取る．
	末節骨内側 → 末節骨外側　×
● 8　承泣穴は瞳孔の下7分に取る．	⑧ 承泣穴は瞳孔の<u>直下</u>，<u>眼球</u>と<u>眼窩下縁</u>の間に取る．
	瞳孔の下7分 → 瞳孔の直下，眼球と眼窩下縁の間　×
● 9　地倉穴は鼻孔の外8分に取る．	⑨ 地倉穴は<u>口角</u>の外4分に取る．
	鼻孔の外8分 → 口角の外4分　×
● 10　頭維穴は額角髪際直上5分にあり，神庭穴の外4寸に取る．	⑩ 頭維穴は額角髪際直上5分にあり，神庭穴の外<u>4寸5分</u>に取る．骨度法における両額角髪際間は<u>9寸</u>である．
	外4寸 → 外4寸5分　×
● 11　欠盆穴は小鎖骨上窩で，鎖骨上際陥凹部の乳頭線上に取る．	⑪ 欠盆穴は<u>大鎖骨</u>上窩で，鎖骨上際陥凹部の乳頭線上（前正中線の外方4寸）に取る．
	小鎖骨上窩 → 大鎖骨上窩　×

60

第4章 手足の太陰・陽明経穴

| 問　題 | 解説と解答 |

3.2 取穴法

● 12 乳中穴は乳頭の中央で第4肋間に取る．

⑩ 乳中穴は乳頭の中央で第<u>4</u>肋間に取る．骨度法では両乳中穴（乳頭）間が<u>8寸</u>であり，任脈から乳中穴まで<u>4寸</u>と定義される．

○

···3.3 解剖学的位置関係··········

● 1 巨髎穴は口輪筋上に取る．

① 巨髎穴は<u>小頬骨筋</u>および<u>上唇挙筋</u>上に取る．口輪筋上に取る足の陽明胃経の経穴は，地倉穴である．

口輪筋 → 小頬骨筋および上唇挙筋 ×

● 2 地倉穴は口輪筋上に取る．

② 地倉穴は<u>口輪筋</u>上に取る．ほかに，<u>口輪筋</u>上に取る経穴は，督脈の水溝穴などがある．

○

● 3 梁丘穴は内間広筋上に取る．

③ 梁丘穴は<u>外側広筋</u>上に取る．ほかに，陰市穴も外側広筋上に取る．

内間広筋 → 外側広筋 ×

● 4 人迎穴は総頸動脈拍動部に取る．

④ 人迎穴は甲状軟骨上縁と同じ高さ，胸鎖乳突筋の前縁，<u>総頸動脈</u>拍動部に取る．

○

● 5 大迎穴は浅側頭動脈拍動部に取る．

⑤ 大迎穴は<u>顔面動脈</u>拍動部に取る．浅側頭動脈近傍に取る経穴は手の少陽三焦経の和髎穴である．

浅側頭動脈拍動部 → 顔面動脈拍動部 ×

61

第4章　手足の太陰・陽明経穴

問　題	解説と解答

3.3　解剖学的位置関係

● 6　衝陽穴は足背動脈拍動部に取る.

⑥ 衝陽穴は第2中足骨底間と中間楔状軟骨の間, <u>足背動脈</u>拍動部に取る.

○

● 7　承泣穴は下顎神経の支配領域に取る.

⑦ 承泣穴は<u>上顎</u>神経の支配領域に取る. 下顎神経の支配領域に取る経穴は大迎穴などがある.

下顎神経 → 上顎神経　×

● 8　四白穴は三叉神経第2枝の支配領域に取る.

⑧ 四白穴は<u>三叉</u>神経第<u>2</u>枝の支配領域に取る. ほかに, 三叉神経第2枝の支配領域に取る経穴は, 禾髎穴(手の陽明大腸経), 巨髎穴(足の陽明胃経)などがある.

○

● 9　大迎穴は三叉神経第2枝の支配領域に取る.

⑨ 大迎穴は<u>三叉</u>神経第<u>3</u>枝の支配領域に取る. 三叉神経第2枝に取る経穴は, 四白穴などがある.

三叉神経第2枝 → 三叉神経第3枝　×

● 10　頬車穴は三叉神経第2枝の支配領域に取る.

⑩ 頬車穴は<u>三叉</u>神経第<u>3</u>枝の支配領域に取る. ほかに, 三叉神経第3枝の支配領域に取る経穴は, 大迎穴, 下関穴などがある.

三叉神経第2枝 → 三叉神経第3枝　×

● 11　下関穴は三叉神経第3枝の支配領域に取る.

⑪ 下関穴は<u>三叉</u>神経第<u>3</u>枝の支配領域に取る. ほかに, 三叉神経第3枝の支配領域に取る経穴は, 上関穴(足の少陽胆経), 耳門穴(手の少陽三焦経)などがある.

○

| 問 題 | 解説と解答 |

3.3 解剖学的位置関係

● 12 天枢穴は第10胸神経の支配領域に取る.

⑫ 天枢穴は<u>第10胸</u>神経の支配領域に取る. ほかに, 第10胸神経の支配領域に取る経穴は, 大横穴（足の太陰脾経）などがある.

○

● 13 上巨虚穴は浅腓骨神経の支配領域に取る.

⑬ 上巨虚穴は<u>深腓骨</u>神経の支配領域に取る. ほかに, 深腓骨神経の支配領域に取る経穴は, 条口穴, 下巨虚穴, 豊隆穴（ともに足の陽明胃経）などがある.

浅腓骨神経 → 深腓骨神経 ×

● 14 条口穴は深腓骨神経の支配領域にある.

⑭ 条口穴は<u>深腓骨</u>神経の支配領域に取る. ほかに, 深腓骨神経の支配領域に取る経穴は, 足三里穴や豊隆穴, 下巨虚穴などがある.

○

第4章　手足の太陰・陽明経穴

問　題　　　解説と解答

要点チェック

3 足の陽明胃経

■足の陽明胃経に属する経穴（顔面部・体幹部）：①〜㉚／全45穴

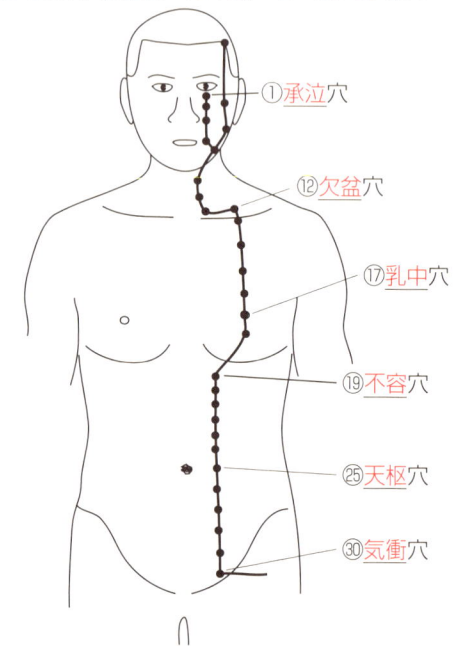

- ① 承泣穴
- ⑫ 欠盆穴
- ⑰ 乳中穴
- ⑲ 不容穴
- ㉕ 天枢穴
- ㉚ 気衝穴

① 承泣穴　② 四白穴　③ 巨髎穴　④ 地倉穴　⑤ 大迎穴
⑥ 頬車穴　⑦ 下関穴　⑧ 頭維穴　⑨ 人迎穴　⑩ 水突穴
⑪ 気舎穴　⑫ 欠盆穴　⑬ 気戸穴　⑭ 庫房穴　⑮ 屋翳穴
⑯ 膺窓穴　⑰ 乳中穴　⑱ 乳根穴　⑲ 不容穴　⑳ 承満穴
㉑ 梁門穴　㉒ 関門穴　㉓ 太乙穴　㉔ 滑肉門穴　㉕ 天枢穴
㉖ 外陵穴　㉗ 大巨穴　㉘ 水道穴　㉙ 帰来穴　㉚ 気衝穴

64

第4章 手足の太陰・陽明経穴

問 題　　　解説と解答

要点チェック

■足の陽明胃経に属する経穴（下肢）：㉛〜㊺／全45穴

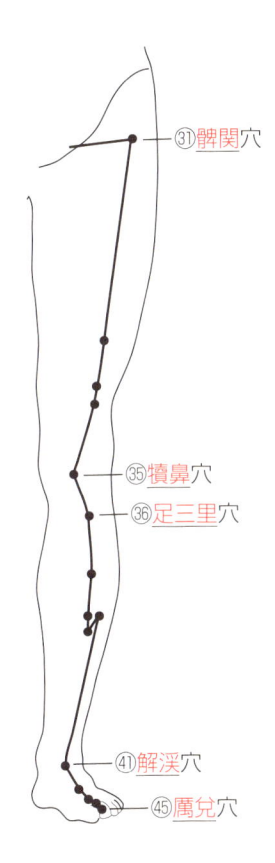

3 足の陽明胃経

㉛ 髀関穴
㉟ 犢鼻穴
㊱ 足三里穴
㊶ 解渓穴
㊺ 厲兌穴

㉛ 髀関穴　㉜ 伏兎穴　㉝ 陰市穴　㉞ 梁丘穴　㉟ 犢鼻穴
㊱ 足三里穴　㊲ 上巨虚穴　㊳ 条口穴　㊴ 下巨虚穴　㊵ 豊隆穴
㊶ 解渓穴　㊷ 衝陽穴　㊸ 陥谷穴　㊹ 内庭穴　㊺ 厲兌穴

4. 足の太陰脾経

4.1 構　成

● 1　足の太陰脾経の経穴総数は20穴である．

① 足の太陰脾経に含まれる経穴の総数は <u>21</u> 穴である．経穴総数が20穴の経絡は手の陽明大腸経である．

20穴 → 21穴　×

● 2　膝関節より下にある足の太陰脾経の経穴は10穴である．

② 膝関節より下にある足の太陰脾経の経穴は，隠白穴から陰陵泉穴までの <u>9</u> 穴である．

10穴 → 9穴　×

● 3　承泣穴は足の太陰脾経に属する経穴である．

③ 足の太陰脾経に属するのは <u>商丘</u> 穴である．承泣穴は足の陽明胃経に属する．同音異穴に注意すること．

承泣穴 → 商丘穴　×

● 4　陰陵泉穴は足の太陰脾経に属する．

④ 陰陵泉穴は <u>足の太陰脾</u> 経に属する．足の少陽胆経に属する陽陵泉穴に似た名前なので注意すること．

○

● 5　任脈に属する経穴の外4寸に取る足の太陰脾経の経穴は3穴である．

⑤ 任脈に属する経穴の外4寸に取る足の太陰脾経の経穴は，<u>衝門</u>穴（曲骨穴の外），大横穴（<u>神闕</u>穴の外），<u>腹哀</u>穴（建里穴の外）の3穴である．

○

第4章 手足の太陰・陽明経穴

問 題　　　解説と解答

4.1 構　成

● 6　天鼎穴は足太陰脾経に属する．
□
□

⑥ 天鼎穴は手の陽明大腸経に属する．足太陰脾経に属する近似した名前を持つ経穴は天渓穴である．「天」の字がつく経穴は多いが，字の如く上肢や上半身に分布するのが特徴である．

天鼎穴 → 天渓穴　×

● 7　足の太陰脾経に属する経穴の
□　うち，肋間に取穴する経穴は5
□　穴である．

⑦ 足の太陰脾経に属する経穴で肋間に取穴する経穴は，食竇穴（第5肋間），天渓穴（第4肋間），胸郷穴（第3肋間），周栄穴（第2肋間），大包穴（中腋窩線上の第6肋間）の5穴である．

○

4.2 取穴法

● 1　隠白穴は足の第1指,末節骨
□　外側で爪甲角の近位内方1分に
□　取る．

⑤ 隠白穴は足の第1指,末節骨内側で爪甲角の近位内方1分に取る．足の第1指,末節骨外側で爪甲角の近位内方1分に取る経穴は足の厥陰肝経の大敦穴である．

末節骨外側 → 末節骨内側　×

● 2　三陰交は外果尖の上方3寸に
□　取る．
□

② 三陰交は内果尖の上方3寸に取る．足の太陰脾経は母指内側から下肢内側を上行する経絡である．

外果尖 → 内果尖　×

67

第4章 手足の太陰・陽明経穴

4.2 取穴法

問題	解説と解答
● 3 地機穴は内果尖の上方6寸に取る.	③ 地機穴は内果尖の上方<u>10</u>寸（陰陵泉穴の下方<u>3</u>寸），脛骨内縁の後際に取る．内果の上6寸に取る経穴は足の太陰脾経の<u>漏谷</u>穴である．
	6寸 → 10寸　×
● 4 血海穴は膝蓋骨底外端の上方2寸に取る.	④ 血海穴は膝蓋骨底<u>内</u>端の上方2寸に取る．外側広筋と大腿直筋腱外縁の間で膝蓋骨底の上方2寸には足の陽明胃経の<u>梁丘</u>穴を取る．
	膝蓋骨底外端 → 膝蓋骨底内端　×
● 5 腹結穴は大横穴の下2寸3分に取る.	⑤ 腹結穴は大横穴の下<u>1</u>寸3分に取る．大横穴の下2寸3分に配穴される経穴はない．
	2寸3分 → 1寸3分　×
● 6 大横穴は臍の外方4寸に取る.	⑥ 大横穴は臍の外方<u>4</u>寸に取る．ほかに臍の外方に取る経穴は，<u>肓兪</u>穴（足の少陰腎経），<u>天枢</u>穴（足の陽明胃経）がある．
	○
● 7 腹哀穴は大横穴の上5寸に取る.	⑦ 腹哀穴は大横穴の上<u>3</u>寸に取る．大横穴の上5寸に配穴される経穴はない．
	5寸 → 3寸　×
● 8 大包穴は中腋窩線上で第6肋間の高さに取る.	⑧ 大包穴は中腋窩線上で第<u>6</u>肋間の高さに取る．大包穴は脾の大絡とされ，要穴（絡穴）である．
	○

4.2 取穴法

● 9 天渓穴は中庭穴の外６寸に取る．

⑨ 天渓穴は膻中穴の外６寸，乳中穴の外２寸，第4肋間に取る．

中庭穴 → 膻中穴 ×

4.3 解剖学的位置関係

● 1 三陰交穴は後脛骨筋上に取る．

① 三陰交穴は後脛骨筋上に取る．ほかに，後脛骨筋上に取る経穴は，足の太陰脾経の漏谷穴，足の少陰腎経の交信穴などがある．

○

● 2 漏谷穴は前脛骨筋上に取る．

② 漏谷穴は後脛骨筋上に取る．前脛骨筋上に取るのは，足の陽明胃経の足三里穴や豊隆穴などがある．

前脛骨筋 → 後脛骨筋 ×

● 3 地機穴はヒラメ筋上に取る．

③ 地機穴はヒラメ筋上に取る．ほかに，ヒラメ筋上に取る経穴は，足の太陽膀胱経の飛揚穴などがある．

○

● 4 血海穴は外側広筋上に取る．

④ 血海穴は内側広筋上に取る．外側広筋上に取る経穴は，足の陽明胃経の陰市穴などがある．

外側広筋 → 内側広筋 ×

● 5 天渓穴は小胸筋上に取る．

⑤ 天渓穴は大胸筋上に取る．ほかに，大胸筋上に取る経穴は，食竇穴や胸郷穴，周栄穴などがある．

小胸筋 → 大胸筋 ×

第4章 手足の太陰・陽明経穴

問　題	解説と解答

4.3 解剖学的位置関係

● 6　大包穴は大胸筋上に取る．

⑥ 大包穴は前鋸筋上に取る．ほかに，前鋸筋上に取る経穴は，足の少陽胆経の淵腋穴，輒筋穴などがある．

大胸筋 → 前鋸筋　×

● 7　衝門穴は大腿動脈拍動部の外方に取る．

⑦ 衝門穴は曲骨穴の外4寸，鼠径溝中の大腿動脈拍動部の外方に取る．

○

● 8　箕門穴は陰部神経の支配領域に取る．

⑧ 箕門穴は大腿神経の支配領域に取る．ほかに，大腿神経の支配領域に取る経穴は，血海穴（足の太陰脾経）などがある．

陰部神経 → 大腿神経　×

第4章 手足の太陰・陽明経穴

問題　　　解説と解答

要点チェック

■足の太陰脾経に属する経穴（下肢）：①〜⑪／全21穴

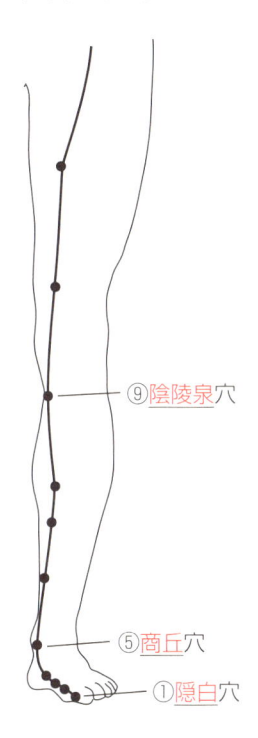

⑨ 陰陵泉穴
⑤ 商丘穴
① 隠白穴

① 隠白穴　② 大都穴　③ 太白穴　④ 公孫穴　⑤ 商丘穴
⑥ 三陰交穴　⑦ 漏谷穴　⑧ 地機穴　⑨ 陰陵泉穴　⑩ 血海穴
⑪ 箕門穴

第4章　手足の太陰・陽明経穴

問題　　解説と解答

要点チェック

■足の太陰脾経に属する経穴（体幹部）：⑫〜㉑／全21穴

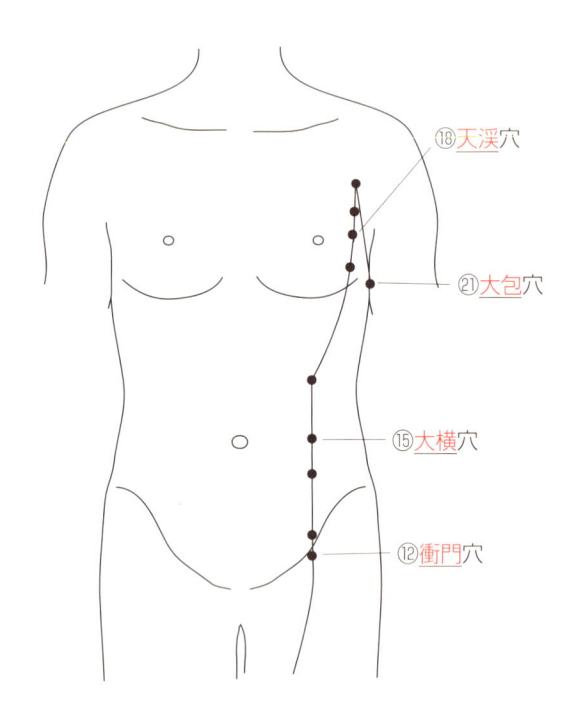

⑱ 天渓穴
㉑ 大包穴
⑮ 大横穴
⑫ 衝門穴

⑫ 衝門穴　⑬ 府舎穴　⑭ 腹結穴　⑮ 大横穴　⑯ 腹哀穴

⑰ 食竇穴　⑱ 天渓穴　⑲ 胸郷穴　⑳ 周栄穴　㉑ 大包穴

72

第5章 手足の少陰・太陽経穴

問題　　　　　解説と解答

1．手の少陰心経

……1.1 構　成

● 1　手の少陰心経の経穴総数は 10 穴である．

① 手の少陰心経の経穴総数は <u>9</u> 穴である．経穴総数が 10 穴の経絡はない．

10穴 → 9穴　×

● 2　肘関節横紋から手関節横紋までの手の少陰心経の経穴数は 5 穴である．

② 肘関節横紋から手関節横紋までの手の少陰心経の経穴は少海穴，霊道穴，通里穴，陰郄穴，神門穴の <u>5</u> 穴である．ほかには，厥陰心包経も肘関節横紋から手関節横紋までの経穴数が 5 穴である．

○

● 3　小海穴は手の少陰心経に属する経穴である．

③ 小海穴は手の太陽小腸経に属する．手の少陰心経に属する経穴は<u>少海</u>穴である．照海穴（足の少陰腎経）などの同音異穴に注意する．

小海穴 → 少海穴　×

● 4　少衝穴は手の少陰心経に属する経穴である．

④ 少衝穴は<u>手の少陰心</u>経に属する経穴である．同音異穴には承漿穴（任脈），少商穴（手の太陰肺経）があるので注意する．

○

73

第5章 手足の少陰・太陽経穴

問　題	解説と解答

1.1 構　成

● 5　承扶穴は手の少陰心経に属する．

⑤ 承扶穴は<u>足の太陽膀胱</u>経に属する．手の少陰心経に属するのは少府穴である．同音異穴に注意する．

承扶穴 → 少府穴　×

1.2 取穴法

● 1　少海穴は上腕骨内側上顆の前縁，肘窩横紋と同じ高さに取る．

① 少海穴は<u>上腕骨</u>内側上顆の前縁，肘窩横紋と同じ高さに取る．

〇

● 2　霊道穴は神門穴の上2寸に取る．

② 霊道穴は神門穴の<u>上1寸5分</u>に取る．霊道穴の上2寸に取る手の少陰心経の経穴はない．

2寸 → 1寸5分　×

● 3　通里穴は神門穴の上2寸に取る．

③ 通里穴は神門穴の<u>上1寸</u>，尺側手根屈筋腱の橈側に取る．

2寸 → 1寸　×

● 4　手関節横紋から通里穴の距離は1寸5分である．

④ 通里穴は神門穴（手関節横紋）の<u>上1寸</u>に取る．神門穴の上1寸5分は霊道穴である．

1寸5分 → 1寸　×

● 5　手関節横紋から陰郄穴の距離は5分である．

⑤ 陰郄穴は手関節横紋の<u>上5分</u>に取る．

〇

第5章 手足の少陰・太陽経穴

問 題　　　　　解説と解答

1.2 取穴法

● 6　陰郄穴は前腕前内側で神門穴の上方5分，尺側手根屈筋腱の橈側縁に取る．

⑥ 陰郄穴は前腕前内側，神門穴（手関節掌側横紋）の上方5分，尺側手根屈筋腱の橈側縁に取る．ほか，手掌側で手関節横紋から5分に配穴される経穴はない．

○

● 7　少衝穴は小指の末節骨尺側，爪甲角の近位外方1分に取る．

⑦ 少衝穴は小指の末節骨橈側，爪甲角の近位外方1分に取る．小指の末節骨尺側，爪甲角の近位外方1分に取るのは手の太陽小腸経の少沢穴である．

末節骨尺側 → 末節骨橈側　×

1.3 解剖学的位置関係

● 1　青霊穴は上腕二頭筋の内側縁に取る．

① 青霊穴は上腕二頭筋の内側縁に取る．ほかに上腕二頭筋の内側縁に取る経穴はない．

○

● 2　霊道穴は尺側手根屈筋腱の尺側に取る．

② 霊道穴は尺側手根屈筋腱の橈側に取る．ほかに，通里穴，陰郄穴，神門穴も尺側手根屈筋腱の橈側に取る．

尺側 → 橈側　×

● 3　極泉穴は動脈拍動部の上に取る．

③ 極泉穴は腋窩横紋の中央で，腋窩動脈の拍動部上に取る．

○

75

第5章　手足の少陰・太陽経穴

問　題　　　　　　　解説と解答

1.3　解剖学的位置関係

●4　陰郄穴は尺骨動脈の走行上に取る．

④　陰郄穴は<u>尺骨</u>動脈の走行上に取る．ほかに，尺骨動脈の走行上に取る経穴は霊道穴，通里穴，神門穴（ともに手の少陰心経）がある．

○

●5　肘関節から手関節までの手少陰心経と併走しているのは橈骨動脈である．

⑤　霊道穴から神門穴までの手の少陰心経と併走しているのは<u>尺骨</u>動脈である．

橈骨動脈 → 尺骨動脈　×

●6　神門穴は橈骨神経の支配領域に取る．

⑥　神門穴は<u>尺骨</u>神経の支配領域に取る．橈骨神経の支配領域は上肢の橈側であるので，手の太陰肺経の経穴などである．

橈骨動脈 → 尺骨神経　×

●7　少府穴は尺骨神経の支配領域にある．

⑦　少府穴は<u>尺骨</u>神経の支配領域に取る．ほかに，尺骨神経の支配領域に取る経穴は，霊道穴，通里穴，陰郄穴，神門穴などがある．

○

第5章 手足の少陰・太陽経穴

問 題　　　解説と解答

要点チェック

■手の少陰心経に属する経穴：全9穴

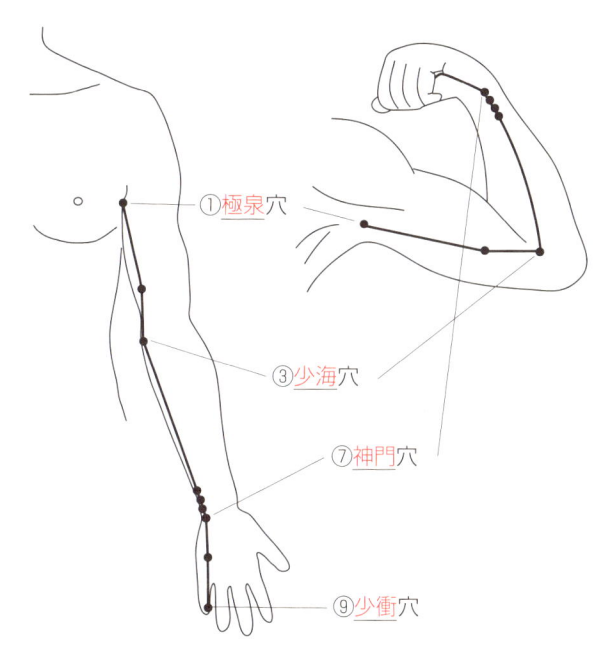

① 極泉穴
③ 少海穴
⑦ 神門穴
⑨ 少衝穴

① 極泉穴　② 青霊穴　③ 少海穴　④ 霊道穴　⑤ 通里穴
⑥ 陰郄穴　⑦ 神門穴　⑧ 少府穴　⑨ 少衝穴

2．手の太陽小腸経

2.1 構　成

問題

● 1　手の太陽小腸経の経穴総数は19穴である．

● 2　指尖から上腕部までの手太陽小腸経の経穴数は10穴である．

● 3　陽谷穴は手の太陽小腸経に属する経穴である．

● 4　少海穴は手の太陽小腸経に属する経穴である．

● 5　天宗穴と天窓穴は手の太陽小腸経に属する経穴である．

解説と解答

① 手の太陽小腸経の経穴総数は19穴である．ほかに，経穴総数が19穴の経絡はない．

○

② 指尖から少沢穴，前谷穴，後渓穴，腕骨穴，陽谷穴，養老穴，支正穴，小海穴の8穴である．上腕部に手の太陽小腸経の経穴はない．

10穴 → 8穴　×

③ 陽谷穴は手関節後面尺側にあり，手の太陽小腸経に属する経穴である．

○

④ 少海穴は手の少陰心経に属する経穴である．手の太陽小腸経に属するのは小海穴である．ほかに照海穴（足の少陰腎経）もあるので，同音異穴に注意する．

手の太陽小腸経 → 手の少陰心経　×

⑤ 天宗穴と天窓穴はどちらも手の太陽小腸経に属する経穴である．これらは同音異穴であるが，同経に属する同音異穴はこれらのみである．

○

2.2 取穴法

● 1 腕骨穴は手関節後内側，三角骨と尺骨茎状突起の間の陥凹部に取る.

① 腕骨穴は手関節後面，第5中手骨底と三角骨の間の陥凹部に取る．手関節後内側，三角骨と尺骨茎状突起の間の陥凹部に取るのは陽谷穴である．

手関節後内側，三角骨と尺骨茎状突起 → 第5中手骨底と三角骨　×

● 2 養老穴は尺骨頭橈側の陥凹部，手関節背側横紋の上方1寸に取る.

② 養老穴は尺骨頭橈側の陥凹部，手関節背側横紋の上方1寸に取る．

○

● 3 支正穴は手関節の上5寸に取る.

③ 支正穴は手関節の上5寸に取る．手の陽明大腸経の温溜穴，手の少陽三焦経の四瀆穴と同じ高さに取る．

○

● 4 曲垣穴は肩甲棘の内側下方にある陥凹部に取る.

④ 曲垣穴は肩甲棘の内側上方にある陥凹部に取る．肩甲棘の内側下方にある陥凹部に取る経穴はない．

内側下方 → 内側上方　×

● 5 肩貞穴は腋窩横紋前端から上方1寸に取る.

⑤ 肩貞穴は腋窩横紋後端から上方1寸に取る．腋窩横紋の前端から上方1寸に取る経穴はない．

腋窩横紋前端 → 腋窩横紋後端　×

第5章 手足の少陰・太陽経穴

2.2 取穴法

● 6 肩外兪穴は第1胸椎棘突起下縁と同じ高さで後正中線の外方3寸に取る.

⑥ 肩外兪穴は<u>第1胸椎</u>棘突起下縁と同じ高さで後正中線の外方3寸に取る．同じ高さに取る経穴は，陶道穴（督脈），大杼穴（足の太陽膀胱経）がある．

〇

● 7 肩中兪穴は第7頸椎棘突起下縁と同じ高さで後正中線の外方1寸5分に取る.

⑦ 肩中兪穴は第7頸椎棘突起下縁と同じ高さで後正中線の外方<u>2</u>寸に取る．同じ第7頸椎棘突起下縁と同じ高さに取る経穴は，大椎穴（督脈），定喘穴（経外奇穴）がある．

1寸5分 → 2寸 ✕

● 8 少沢穴は小指末節骨橈側，爪甲角の近位外方1分に取る.

⑧ 少沢穴は小指末節骨<u>尺</u>側，爪甲角の近位内方1分に取る．小指の末節骨橈側に取るのは<u>少衝</u>穴（手の少陰心経）である．

小指末節骨橈側 → 小指末節骨尺側 ✕

● 9 天容穴は下顎角の後ろで胸鎖乳突筋の前方陥凹部に取る.

⑨ 天容穴は<u>下顎角</u>の後ろで<u>胸鎖乳突</u>筋の前方陥凹部に取る．ほかに，<u>胸鎖乳突</u>筋の前に取る経穴は，人迎穴（足の陽明胃経）がある．

〇

2.3 解剖学的位置関係

● 1 臑兪穴は棘上筋上に取る.

① 臑兪穴は<u>三角筋</u>および<u>棘下筋</u>上に取る．手の太陽小腸経において棘上筋上に取る経穴は秉風穴，曲垣穴がある．

棘上筋 → 三角筋および棘下筋 ✕

80

2.3 解剖学的位置関係

● 2 秉風穴は僧帽筋・棘上筋上に取る.

② 秉風穴は<u>僧帽筋</u>・<u>棘上筋</u>上に取る. ほかには, 曲垣穴も<u>僧帽筋</u>・<u>棘上筋</u>上に取る経穴である.

○

● 3 支正穴は尺側手根伸筋と小指伸筋との間に取る.

③ 支正穴は<u>尺側手根伸筋</u>と<u>尺側手根屈筋</u>との間に取る. ほかに, 尺側手根伸筋と小指伸筋との間に取るのは会宗穴(手の少陽三焦経)である.

小指伸筋 → 尺側手根屈筋 ×

● 4 聴宮穴は浅側頭動脈の近傍に取る.

④ 聴宮穴は耳珠中央の前縁と下顎骨関節突起の間の陥凹部で, <u>浅側頭</u>動脈の近傍に取る.

○

● 5 小海穴は橈骨神経の支配領域に取る.

⑤ 小海穴は尺骨神経溝にあたり, <u>尺骨</u>神経の支配領域に取る.

橈骨神経 → 尺骨神経 ×

● 6 聴宮穴は三叉神経第2枝の支配領域に取る.

⑥ 聴宮穴は<u>三叉</u>神経第<u>3</u>枝の支配領域に取る. <u>三叉</u>神経第<u>2</u>枝の支配領域に取る経穴は四白穴や巨髎穴(ともに足の陽明胃経)などがある.

三叉神経第2枝 → 三叉神経第3枝 ×

第5章　手足の少陰・太陽経穴

問　題　　　解説と解答

要点チェック

■手の太陽小腸経に属する経穴：全19穴

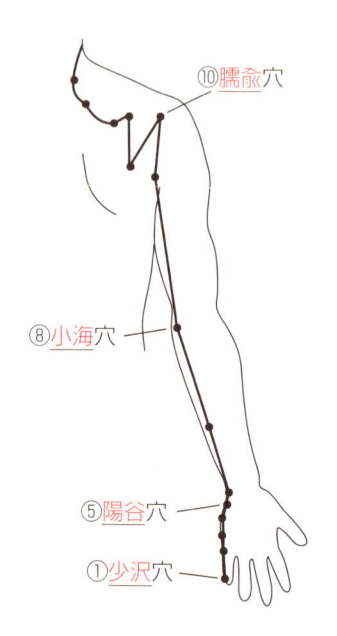

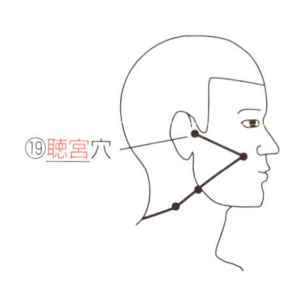

⑩ 臑兪穴
⑲ 聴宮穴
⑧ 小海穴
⑤ 陽谷穴
① 少沢穴

① 少沢穴　② 前谷穴　③ 後渓穴　④ 腕骨穴　⑤ 陽谷穴
⑥ 養老穴　⑦ 支正穴　⑧ 小海穴　⑨ 肩貞穴　⑩ 臑兪穴
⑪ 天宗穴　⑫ 秉風穴　⑬ 曲垣穴　⑭ 肩外兪穴　⑮ 肩中兪穴
⑯ 天窓穴　⑰ 天容穴　⑱ 顴髎穴　⑲ 聴宮穴

3．足の太陽膀胱経

3.1 構成

● 1　足の太陽膀胱経の経穴総数は67穴である．

① 足の太陽膀胱経の経穴総数は<u>67</u>穴である．足の太陽膀胱経は十四経絡の中で最も所属経穴が多い経絡である．

○

● 2　第7頸椎から第8胸椎の高さにある足の太陽膀胱経の経穴数は14穴である．

② 第7頸椎から第8胸椎の高さに含まれる経穴は，大杼穴，風門穴，肺兪穴，厥陰兪穴，心兪穴，督兪穴，膈兪穴，附分穴，魄戸穴，膏肓穴，神堂穴，譩譆穴，膈関穴の<u>13</u>穴である．

14穴 → 13穴　×

● 3　第8胸椎から第5腰椎の高さにある足の太陽膀胱経の経穴数は14穴である．

③ 第8胸椎から第5腰椎にある足の太陽膀胱経の経穴数は，肝兪穴，胆兪穴，脾兪穴，胃兪穴，三焦兪穴，腎兪穴，気海兪穴，大腸兪穴，魂門穴，陽綱穴，意舎穴，胃倉穴，肓門穴，志室穴の<u>14</u>穴である．

○

● 4　肓兪穴は足の太陽膀胱経に属する経穴である．

④ 肓兪穴は他の背部兪穴と同じく「兪」の名前がついているが，<u>足の少陰腎</u>経に属する腹部にある経穴である．

足の太陽膀胱経 → 足の少陰腎経　×

第5章 手足の少陰・太陽経穴

問 題　　　解説と解答

3.1 構　成

● 5　督兪穴は足の太陽膀胱経に属する経穴である.

⑤ 督兪穴は第6胸椎棘突起の下縁と同じ高さで後正中線の外方1寸5分に取る. 経穴の世界標準化により, 督兪穴は足の太陽膀胱経に含まれる. ほかにも経穴の世界標準化により, 気海兪穴や関元兪穴など, 背部兪穴に並んで配穴されるので注意する.

○

● 6　神堂穴は足の太陽膀胱経に属する経穴である.

⑥ 神堂穴は足の太陽膀胱経に属する経穴である. 督脈に属する神道穴と混同しないよう注意する.

○

● 7　不容穴は足の太陽膀胱経に属する経穴である.

⑦ 不容穴は足の陽明胃経に属する経穴である. 足の太陽膀胱経に属するのは跗陽穴である.

不容穴 → 跗陽穴　×

● 8　頭部にある足の太陽膀胱経の経穴数は9穴である.

⑧ 頭部にある足の太陽膀胱経の経穴は, 睛明穴, 攅竹穴, 眉衝穴, 曲差穴, 五処穴, 承光穴, 通天穴, 絡却穴, 玉枕穴, 天柱穴の10穴である.

9穴 → 10穴　×

● 9　腹通谷穴は足の太陽膀胱経に属する経穴である.

⑨ 腹通谷穴は足の少陰腎経に属する経穴である. 足の太陽膀胱経に属する通谷穴は足通谷穴である.

腹通谷 → 足通谷　×

84

3.2 取穴法

問題	解説と解答
● 1 承光穴は曲差穴の後2寸に取る.	① 承光穴は<u>曲差</u>穴の後<u>2寸</u>,五処穴の後1寸5分に取る.
	○
● 2 玉枕穴は瘂門穴の外方1寸3分に取る.	② 玉枕穴は外後頭隆起上縁と同じ高さで,<u>脳戸</u>穴の外<u>1寸3分</u>に取る.
	瘂門穴 → 脳戸穴　×
● 3 附分穴は第3胸椎棘突起下縁と同じ高さの外方3寸に取る.	③ 附分穴は第<u>2</u>胸椎棘突起下縁と同じ高さの外方3寸に取る.第3胸椎棘突起下縁と同じ高さの外方3寸にとるのは<u>魄戸</u>穴である.
	第3胸椎 → 第2胸椎　×
● 4 膏肓穴は第3胸椎棘突起下縁と同じ高さの外方3寸に取る.	④ 膏肓穴は第<u>4</u>胸椎棘突起下縁と同じ高さの外方3寸に取る.膏肓穴と同じ高さには<u>厥陰兪</u>穴(外1寸5分)が配穴される.
	第3胸椎 → 第4胸椎　×
● 5 膈関穴は第6胸椎棘突起下縁と同じ高さの外方3寸に取る.	⑤ 膈関穴は第<u>7</u>胸椎棘突起下縁と同じ高さの外方3寸に取る.膈関穴と同じ高さには<u>至陽</u>穴(督脈),<u>膈兪</u>穴(外1寸5分)が配穴される.
	第6胸椎 → 第7胸椎　×
● 6 膈兪穴は第9胸椎棘突起下縁と同じ高さの外方1寸5分に取る.	⑥ 膈兪穴は第<u>7</u>胸椎棘突起下縁と同じ高さの外方1寸5分に取る.膈兪穴と同じ高さには<u>至陽</u>穴(督脈),<u>膈関</u>穴(外3寸)が配穴される.
	第9胸椎 → 第7胸椎　×

第5章 手足の少陰・太陽経穴

3.2 取穴法

7 魂門穴は第9胸椎棘突起下縁と同じ高さの外方3寸に取る.

⑦ 魂門穴は第9胸椎棘突起下縁と同じ高さの外方3寸に取る. 魂門穴と同じ高さには筋縮穴（督脈），肝兪穴（外1寸5分）が配穴される.

○

8 意舎穴は第11胸椎棘突起下縁と同じ高さの外方3寸に取る.

⑧ 意舎穴は第11胸椎棘突起下縁と同じ高さの外方3寸に取る. 意舎穴と同じ高さには脊中穴（督脈），脾兪穴（外1寸5分）が配穴される.

○

9 脊中穴の外方3寸にある経穴は意舎穴である.

⑨ 脊中穴は第11胸椎棘突起下縁と同じ高さに取り，意舎穴は脊中穴の外方3寸に取る.

○

10 腎兪穴と第1腰椎棘突起下縁と同じ高さの外方1寸5分に取る.

⑩ 腎兪穴は第2腰椎棘突起下縁と同じ高さの外方1寸5分に取る. 腎兪穴と同じ高さには命門穴（督脈），志室穴（外方3寸）が配穴される.

第1腰椎 → 第2腰椎　×

11 腎兪穴と志室穴との距離は2寸以上離れている.

⑪ 腎兪穴は命門穴から1寸5分，志室穴は命門穴から3寸の距離に取る. したがって両経穴間の距離は1寸5分となる.

2寸以上 → 1寸5分　×

12 次髎穴は第2後仙骨孔部に取る.

⑫ 次髎穴は第2後仙骨孔部に取る. 次髎穴と同じ高さには膀胱兪穴，胞肓穴が配穴される.

○

第5章 手足の少陰・太陽経穴

3.2 取穴法

問題	解説と解答

● 13 委陽穴は膝窩横紋上，大腿二頭筋腱外縁に取る．

⑬ 委陽穴は膝窩横紋上，<u>大腿二頭筋腱内縁</u>に取る．

大腿二頭筋腱外縁
　　→ 大腿二頭筋腱内縁　×

● 14 委中穴と承筋穴との距離は2寸以上離れている．

⑭ 委中穴は膝窩横紋の中点に取る．承筋穴は腓腹筋の両筋腹の間，膝窩横紋の下方5寸に取る．したがって委中穴と承筋穴とは<u>2寸</u>以上離れている．

○

● 15 飛揚穴は崑崙穴の上方7寸に取る．

⑮ 飛揚穴は<u>崑崙</u>穴の上方<u>7寸</u>，腓腹筋外側頭下縁とアキレス腱の間に取る．

○

● 16 飛揚穴と跗陽穴との距離は4寸である．

⑯ 飛揚穴は崑崙穴の上方7寸，跗陽穴は崑崙穴の上方3寸に取る．したがって飛揚穴と跗陽穴との間は<u>4寸</u>である．

○

● 17 跗陽穴は崑崙穴の上方2寸に取る．

⑰ 跗陽穴は<u>崑崙</u>穴の上方<u>3寸</u>に取る．跗陽と同じ高さには懸鍾穴（足の少陽胆経）が並んで配穴されている．

2寸 → 3寸　×

● 18 申脈穴は外果の下方1寸に取る．

⑱ 申脈穴は外果尖の<u>直下</u>に取る．外果の下方1寸に経穴は配穴されていない．内果の下方1寸には照海穴（足の少陰腎経）が配穴されているので，混同しないように注意する．

下方1寸 → 直下　×

87

第5章 手足の少陰・太陽経穴

問題	解説と解答

···3.3 解剖学的位置関係

● 1　玉枕穴は側頭筋上に取る．

① 玉枕穴は絡却穴の後，脳戸穴の外方1寸3分で，後頭筋上に取る．ほかには，頭竅陰穴や脳空穴（ともに足の少陽胆経）も後頭筋上に取る．

側頭筋 → 後頭筋　×

● 2　膈兪穴は菱形筋上に取る．

② 膈兪穴は第7胸椎棘突起下縁と同じ高さの外方1寸5分で，僧帽筋上に取る．ほかに，肝兪穴なども僧帽筋上に取る

菱形筋 → 僧帽筋　×

● 3　魄戸穴は大菱形筋上に取る．

③ 魄戸穴は第3胸椎棘突起下縁と同じ高さの外方3寸で，大菱形筋上に取る．ほかに，附分穴や風門穴なども大菱形筋上に取る．

○

● 4　承山穴は前脛骨筋上に取る．

④ 承山穴は委中穴の下方8寸，腓腹筋筋腹とアキレス腱の移行部に取る．

前脛骨筋上
→ 腓腹筋筋腹とアキレス腱の移行部　×

● 5　委中穴は腓骨動脈上に取る．

⑤ 委中穴は膝窩横紋の中点，膝窩動脈上に取る．また深部には脛骨神経が走行している．

腓骨動脈 → 膝窩動脈　×

● 6　合陽穴は膝窩動脈上に取る．

⑥ 合陽穴は委中穴の下方2寸で後脛骨動脈の上に取る．また深部には脛骨神経が走行している．

膝窩動脈 → 後脛骨動脈　×

3.3 解剖学的位置関係

● 7 殷門穴は坐骨神経上に取る．

⑦ 承扶穴および殷門穴の深部には坐骨神経が走行している．なお膝窩中央の委中穴の深部には脛骨神経が，浮郄穴の深部には総腓骨神経が走行している．

○

● 8 浮郄穴は脛骨神経上に取る．

⑧ 浮郄穴は総腓骨神経幹上に取る．ほかに委陽穴も総腓骨神経幹上に取る．

脛骨神経 → 総腓骨神経幹　×

● 9 天柱穴は大後頭神経の知覚支配領域に取る．

⑨ 天柱穴は大後頭神経の知覚支配領域に取る．ほかに，絡却穴，玉枕穴も大後頭神経の知覚支配領域に取る．

○

第5章　手足の少陰・太陽経穴

問　題　　　解説と解答

要点チェック

■足の太陽膀胱経に属する経穴（顔面部・頭部）：①〜⑩／全67穴

④ 曲差穴

⑩ 天柱穴　　　　　　　　　　　　① 睛明穴

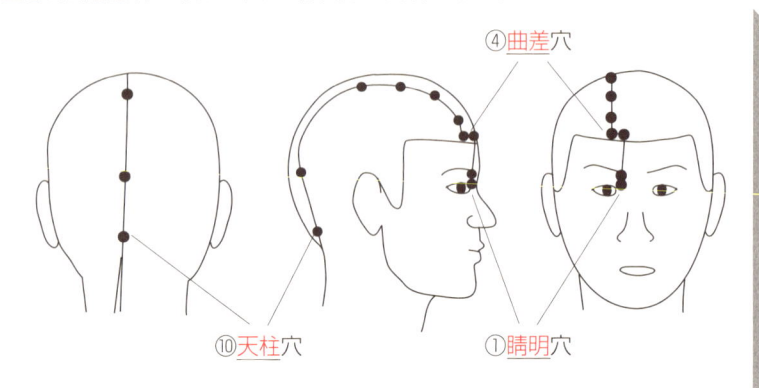

① 睛明穴　② 攢竹穴　③ 眉衝穴　④ 曲差穴　⑤ 五処穴
⑥ 承光穴　⑦ 通天穴　⑧ 絡却穴　⑨ 玉枕穴　⑩ 天柱穴

要点チェック

■足の太陽膀胱経に属する経穴（体幹部）：⑪〜㉟，㊶〜㊾／全67穴

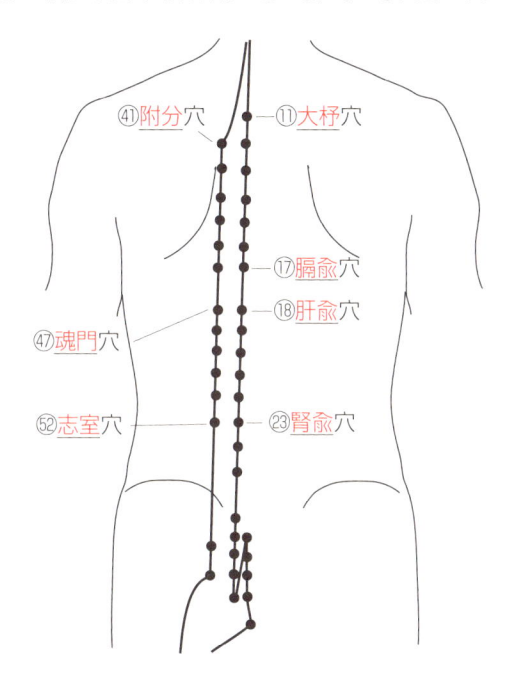

㊶ <u>附分</u>穴　　⑪ <u>大杼</u>穴
⑰ <u>膈兪</u>穴
⑱ <u>肝兪</u>穴
㊼ <u>魂門</u>穴
㊾ <u>志室</u>穴　　㉓ <u>腎兪</u>穴

⑪ <u>大杼</u>穴　⑫ 風門穴　⑬ 肺兪穴　⑭ 厥陰兪穴　⑮ 心兪穴
⑯ 督兪穴　⑰ <u>膈兪</u>穴　⑱ <u>肝兪</u>穴　⑲ 胆兪穴　⑳ 脾兪穴
㉑ 胃兪穴　㉒ 三焦兪穴　㉓ <u>腎兪</u>穴　㉔ 気海兪穴　㉕ 大腸兪穴
㉖ 関元兪穴　㉗ 小腸兪穴　㉘ 膀胱兪穴　㉙ 中膂兪穴　㉚ 白環兪
㉛ 上髎穴　㉜ 次髎穴　㉝ 中髎穴　㉞ 下髎穴　㉟ 会陽穴
（㊱〜㊵は次ページ）
㊶ <u>附分</u>穴　㊷ 魄戸穴　㊸ 膏肓穴　㊹ 神堂穴　㊺ 譩譆穴
㊻ 膈関穴　㊼ <u>魂門</u>穴　㊽ 陽綱穴　㊾ 意舎穴　㊿ 胃倉穴
㊱ 肓門穴　㊾ <u>志室</u>穴　㊿ 胞肓穴　㊿ 秩辺穴

問　題　　解説と解答

5

3 足の太陽膀胱経

要点チェック

■足の太陽膀胱経に属する経穴（下肢）：㊱～㊵，(55)～(67)／全 67 穴

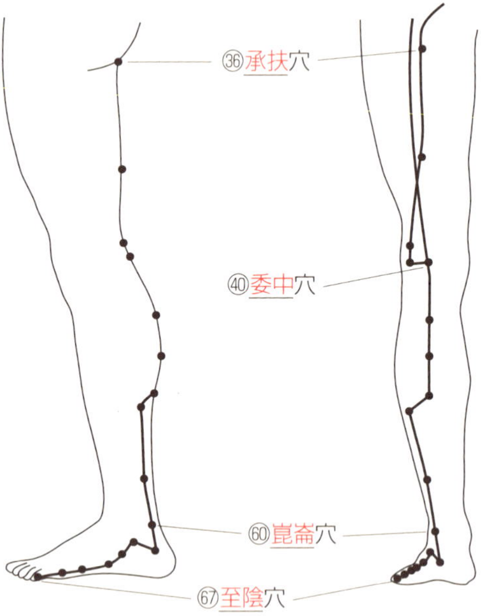

㊱ 承扶穴　㊲ 殷門穴　㊳ 浮郄穴　㊴ 委陽穴　㊵ 委中穴

(55) 合陽穴　(56) 承筋穴　(57) 承山穴　(58) 飛揚穴　(59) 跗陽穴

(60) 崑崙穴　(61) 僕参穴　(62) 申脈穴　(63) 金門穴　(64) 京骨穴

(65) 束骨穴　(66) 足通谷穴　(67) 至陰穴

4. 足の少陰腎経

4.1 構　成

● 1　足の少陰腎経に所属する経穴は全部で27穴である.

① 足の少陰腎経に属する経穴数は27穴である．ほかに，所属する経穴数が27穴である経絡はない．

○

● 2　下肢にある足の少陰腎経に属する経穴は15穴である.

② 下肢にある足の少陰腎経に属する経穴は湧泉穴，然谷穴，太渓穴，大鍾穴，水泉穴，照海穴，復溜穴，交信穴，築賓穴，陰谷穴の10穴である．

15穴 → 10穴　×

● 3　任脈の外5分にある足の少陰腎経の経穴は10穴である.

③ 任脈の外5分にある足の少陰腎経の経穴は，横骨穴，大赫穴，気穴穴，四満穴，中注穴，肓兪穴，商曲穴，石関穴，陰都穴，腹通谷穴，幽門穴の11穴である．

10穴 → 11穴　×

● 4　大鍾穴は足の少陰腎経に属する経穴である.

④ 大鍾穴は足の少陰腎経に属する経穴である．足の厥陰肝経の太衝穴と混同しないように注意する．

○

● 5　少海穴は足の少陰腎経に属する経穴である.

⑤ 少海穴は手の少陰心経に属する経穴であり，足の少陰腎経に属するのは照海穴である．ほかに小海穴（手の太陽小腸経）など，同音異穴に注意する．

少海穴 → 照海穴　×

第5章 手足の少陰・太陽経穴

問題　　　　　　　解説と解答

4.1 構　成

● 6　気穴穴は足の少陰腎経に属する経穴である．

⑥ 気穴穴は<u>足の少陰腎</u>経に属する経穴であり，関元穴の外5分，肓兪穴の下3寸に取る．

○

● 7　肓兪穴は足の太陽膀胱経に属する．

⑦ 肓兪穴は経穴名に「兪」が付くが，足の太陽膀胱経の<u>背部兪</u>穴ではなく，神闕穴（任脈）と同じ高さにある足の少陰腎経の<u>経</u>穴である．

足の太陽膀胱経 → 足の少陰腎経　×

4.2 取穴法

● 1　太渓穴は内果の直下1寸に取る．

① 太渓穴は内果尖と<u>アキレス腱</u>の間の<u>陥凹</u>部，動脈拍動部に取る．

内果の直下1寸　×
→ 内果尖とアキレス腱の間の陥凹部

● 2　照海穴は内果尖の下方1寸に取る．

② 照海穴は内果尖の下方<u>1寸</u>に取る．また，照海穴は陰蹻脈の八脈交会穴である．

○

● 3　水泉穴は太渓穴の下方1寸に取る．

③ 水泉穴は太渓穴の下方<u>1寸</u>，踵骨隆起の前，陥凹部に取る．

○

94

第5章 手足の少陰・太陽経穴

問 題	解説と解答

4.2 取穴法

● 4 復溜穴は太渓穴の上方1寸，アキレス腱前縁に取る．

④ 復溜穴は太渓穴の上方2寸，アキレス腱前縁に取る．同じ高さには交信穴（復溜穴の前方，復溜穴と脛骨内縁後際の間）が配穴される．

上方1寸 → 上方2寸 ✕

● 5 築賓穴は太渓穴の上方5寸に取る．

⑤ 築賓穴は太渓穴の上方5寸に取る．同じ高さには蠡溝穴（足の厥陰肝経）が配穴される．

○

● 6 横骨穴は曲骨穴の外方5分に取る．

⑥ 横骨穴は曲骨穴の外方5分に取る．正中（任脈）からは曲骨穴（任脈），横骨穴，気衝穴（足の陽明胃経），衝門穴（足の太陰脾経）が配穴される．

○

● 7 大赫穴は肓兪穴の下方3寸に取る．

⑦ 大赫穴は肓兪穴の下方4寸に取る．同じ高さには，正中から中極穴（任脈），帰来穴（足の陽明胃経）が配穴される．

3寸 → 4寸 ✕

● 8 幽門穴は肓兪穴の上方5寸に取る．

⑧ 幽門穴は肓兪穴の上方6寸に取る．肓兪穴の上5寸に取るのは腹通谷穴である．

5寸 → 6寸 ✕

● 9 幽門穴は巨闕穴の外方5分に取る．

⑨ 幽門穴の高さには，正中から巨闕穴（任脈），幽門穴（足の少陰腎経），不容穴（足の陽明胃経）が配穴される．

○

95

第5章 手足の少陰・太陽経穴

4.2 取穴法

問題	解説と解答
● 10 陰谷穴は膝窩横紋の外端に取る.	⑩ 陰谷穴は膝窩横紋の内側で半腱様筋腱の外側縁に取る.

膝窩横紋の外端 → 膝窩横紋の内側 ×

● 11 中注穴は陰交穴の外5分で肓兪穴の上方2寸に取る.	⑪ 中注穴は陰交穴の外5分で肓兪穴の下方1寸に取る.

肓兪穴の上方2寸 → 肓兪穴の下方1寸 ×

● 12 神蔵穴は第4肋間に取る.	⑫ 神蔵穴は第2肋間に取る. 第4肋間に取る足の少陰腎経の経穴は神封穴である.

第4肋間 → 第2肋間 ×

● 13 大鍾穴は内果尖とアキレス腱の間に取る.	⑬ 大鍾穴は太渓穴の下方で踵骨上際, アキレス腱の前陥凹部に取る. 内果尖とアキレス腱の間に取る足の少陰腎経の経穴は太渓穴である.

内果尖とアキレス腱の間
→ 太渓穴の下で踵骨上際, アキレス腱の前陥凹部 ×

4.3 解剖学的位置関係

● 1 陰谷穴は膝窩横紋上で半膜様筋腱の外側縁に取る.	① 陰谷穴は膝窩横紋上で半腱様筋腱の外側縁に取る.

半膜様筋腱 → 半腱様筋腱 ×

4.3 解剖学的位置関係

問題	解説と解答
●2 築賓穴はヒラメ筋とアキレス腱の間に取る.	② 築賓穴は太渓穴の上方5寸,ヒラメ筋とアキレス腱の間に取る. ○
●3 大赫穴は腹斜筋上に取る.	③ 大赫穴は腹直筋上に取る.ほかに,大赫穴から幽門穴までの足の少陰腎経の経穴は腹直筋上に取る. 腹斜筋 → 腹直筋　×
●4 太渓穴は後脛骨動脈拍動部に取る.	④ 太渓穴は内果尖とアキレス腱の間の陥凹部の後脛骨動脈拍動部に取る. ○
●5 交信穴は腓骨神経の支配領域に取る.	⑤ 交信穴は脛骨神経の運動支配領域に取る.ほかに,太渓穴や復溜穴など下腿内側の経穴の多くは脛骨神経の支配領域に配穴される. 腓骨神経 → 脛骨神経　×
●6 陰谷穴は伏在神経の知覚神経支配領域に取る.	⑥ 陰谷穴は伏在神経の知覚支配領域に取る.ほかに,太渓穴から築賓穴までも,伏在神経の知覚神経支配領域に取る. ○

第5章 手足の少陰・太陽経穴

問　題　　　解説と解答

要点チェック

■足の少陰腎経に属する経穴（下肢）：①〜⑩／全27穴

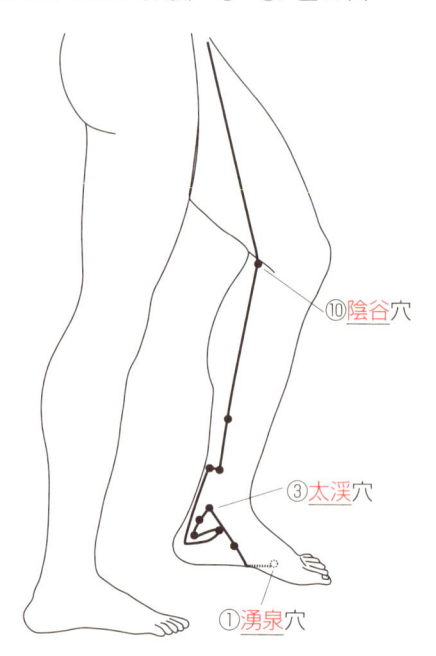

⑩ 陰谷穴
③ 太渓穴
① 湧泉穴

① 湧泉穴　② 然谷穴　③ 太渓穴　④ 大鍾穴　⑤ 水泉穴
⑥ 照海穴　⑦ 復溜穴　⑧ 交信穴　⑨ 築賓穴　⑩ 陰谷穴

第5章　手足の少陰・太陽経穴

問　題　　　解説と解答

要点チェック

■足の少陰腎経に属する経穴（体幹部）：⑪～㉗／全27穴

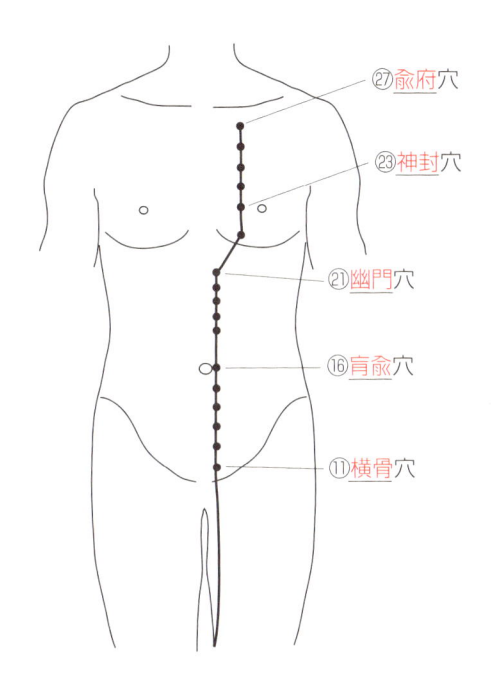

　　　　　　　　　　　　　　　　㉗兪府穴

　　　　　　　　　　　　　　　　㉓神封穴

　　　　　　　　　　　　　　　　㉑幽門穴

　　　　　　　　　　　　　　　　⑯肓兪穴

　　　　　　　　　　　　　　　　⑪横骨穴

⑪ 横骨穴　⑫ 大赫穴　⑬ 気穴穴　⑭ 四満穴　⑮ 中注穴

⑯ 肓兪穴　⑰ 商曲穴　⑱ 石関穴　⑲ 陰都穴　⑳ 腹通谷穴

㉑ 幽門穴　㉒ 歩廊穴　㉓ 神封穴　㉔ 霊墟穴　㉕ 神蔵穴

㉖ 彧中穴　㉗ 兪府穴

第6章 手足の厥陰・少陽経穴

問題　　　　　　解説と解答

1．手の厥陰心包経

1.1 構　成

● 1　手の厥陰心包経に属する経穴の総数は11穴である．

① 手の厥陰心包経に属する経穴の総数は <u>9</u> 穴である．経穴総数が11穴の経絡は手の太陰肺経である．

11穴 → 9穴　×

● 2　肘関節横紋から手関節横紋までにある手の厥陰心包経の経穴数は5穴である．

② 肘関節横紋から手関節横紋までの経穴は，曲沢穴，郄門穴，間使穴，内関穴，大陵穴の <u>5</u> 穴である．

〇

● 3　曲沢穴は手の厥陰心包経に属する経穴である．

③ 曲沢穴は <u>手の厥陰心包</u> 経に属する経穴である．手の陽明大腸経に属する曲池穴と混同しないように注意する．

〇

● 4　陰郄穴は手の厥陰心包経に属する経穴である．

④ 陰郄穴は手の少陰心経に属する経穴である．手の厥陰心包経で「郄」がつく経穴は <u>郄門</u> 穴がある．どちらも五要穴の郄穴に分類される．

陰郄穴 → 郄門穴　×

101

1.2 取穴法

1　手の厥陰心包経

問　題	解説と解答

●1　天池穴は乳中穴の外1寸，第4肋間に取る．

① 天池穴は<u>乳中</u>穴の外<u>1寸</u>，第<u>4</u>肋間に取る．同じ第4肋間に取るのは正中から膻中穴（任脈），神封穴（足の少陰腎経），乳中穴（足の陽明胃経），天池穴（手の厥陰心包経），天渓穴（足の太陰脾経）が配穴される．

○

●2　天泉穴は腋窩横紋後端の下方2寸に取る．

② 天泉穴は<u>腋窩横紋前端</u>の下方<u>2寸</u>に取る．手の厥陰心包経は腋窩前端から上腕前面内側，肘窩横紋のほぼ中央，前腕前面中央を通って中指中央に終わる経絡である．

腋窩横紋後端 → 腋窩横紋前端　×

●3　郄門穴は手関節掌側横紋の上方5寸に取る．

③ 郄門穴は<u>手関節掌側横紋</u>の上方<u>5寸</u>に取る．郄門穴と同じ高さには温溜穴（手の陽明大腸経），支正穴（手の太陽小腸経）が配穴される．

○

●4　手関節横紋から郄門穴までの距離は4寸である．

④ 郄門穴は大陵穴から曲沢穴に向かい5寸に取る．したがって手関節横紋から郄門穴までの距離は<u>5寸</u>である．

4寸 → 5寸　×

●5　手関節横紋から間使穴までの距離は2寸である．

⑤ 間使穴は大陵穴から曲沢穴に向かい3寸に取る．したがって手関節横紋から間使穴までの距離は<u>3寸</u>である．

2寸 → 3寸　×

第6章 手足の厥陰・少陽経穴

問題	解説と解答

1.2 取穴法

● 6 内関穴から郄門穴までの距離は3寸である.

⑥ 内関穴は大陵穴から曲沢穴に向かい上2寸に取る．郄門穴は大陵穴から5寸に取る。したがって内関穴から郄門穴までの距離は3寸である．

○

● 7 大陵穴は手関節背側横紋中央に取る.

⑦ 大陵穴は手関節掌側横紋中央に取る．手関節横紋の後面中央には陽池穴（手の少陽三焦経）が配穴される．

手関節背側横紋中央　×
→ 手関節掌側横紋中央

1.3 解剖学的位置関係

● 1 曲沢穴は上腕二頭筋腱外方の陥凹部に取る.

① 曲沢穴は肘窩横紋上で上腕二頭筋腱内方の陥凹部に取る．上腕二頭筋腱外方の陥凹部に取るのは尺沢穴（手の太陰肺経）である．

外方の陥凹部 → 内方の陥凹部　×

● 2 曲沢穴は上腕動脈拍動部に取る.

② 曲沢穴は上腕動脈拍動部，上腕二頭筋腱の内側陥凹中に取る．

○

● 3 内関穴は橈骨神経の支配領域にある.

③ 内関穴は正中神経の支配領域に取る．ほかに，大陵穴や労宮穴なども正中神経の支配領域に配穴される．

橈骨神経 → 正中神経　×

● 4 郄門穴は正中神経の走行上に取る.

④ 郄門穴は正中神経の走行上に取る．ほかに，間使穴，内関穴なども正中神経の支配領域に配穴される．

○

● 5 曲沢穴は尺骨神経の支配領域に取る.

⑤ 曲沢穴は筋皮神経の運動支配領域に取る．また，曲沢穴より指先側は正中神経の支配領域となる．

尺骨神経 → 筋皮神経　×

第6章　手足の厥陰・少陽経穴

問　題　　解説と解答

要点チェック

■手の厥陰心包経に属する経穴：全9穴

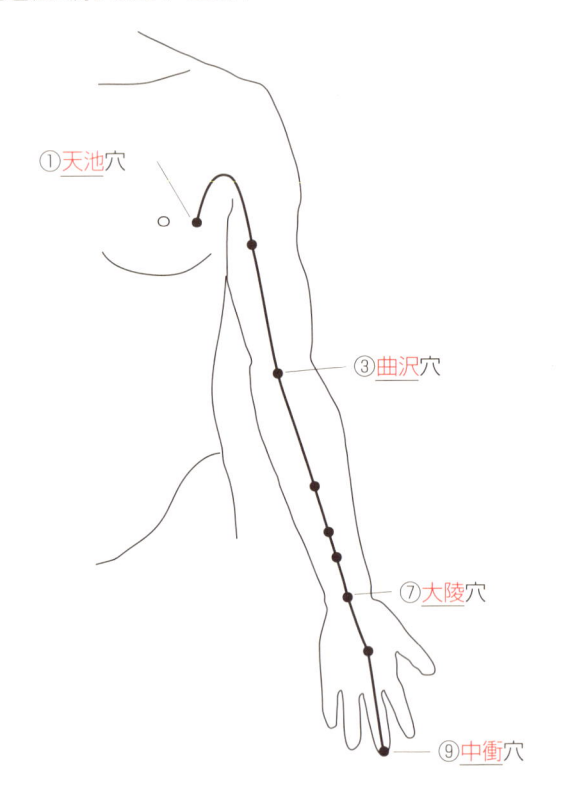

① 天池穴
③ 曲沢穴
⑦ 大陵穴
⑨ 中衝穴

① 天池穴　② 天泉穴　③ 曲沢穴　④ 郄門穴　⑤ 間使穴
⑥ 内関穴　⑦ 大陵穴　⑧ 労宮穴　⑨ 中衝穴

2. 手の少陽三焦経

2.1 構　成

● 1　手の少陽三焦経に属する経穴数は23穴である．

① 手の少陽三焦経に属する経穴数は<u>23</u>穴である．ほかに所属経穴が23穴の経絡はない．

○

● 2　手関節部から肘関節部までにある手の少陽三焦経の経穴は5穴である．

② 手関節部から肘関節部までにある手の少陽三焦経の経穴は，陽池穴，外関穴，支溝穴，会宗穴，三陽絡穴，四瀆穴，天井穴の<u>7</u>穴である．

5穴 → 7穴　×

● 3　天髎穴は三焦経に属する．

③ 天髎穴は<u>手の少陽三焦</u>経に属する経穴である．「天」の字がつく経穴は上肢や体幹の上部に位置する．また，肩髎穴や天牖穴など近似した名前をもつ経穴に注意する．

○

● 4　臑兪穴は手の少陽三焦経の経穴である．

④ 臑兪穴は手の太陽小腸経に属する経穴である．臑兪穴と近似した手の少陽三焦経の経穴は<u>臑会</u>穴である．混同しないように注意する．

臑兪穴 → 臑会穴　×

● 5　関衝穴は手の少陽三焦経に属する経穴である．

⑤ 関衝穴は<u>手の少陽三焦</u>経に属する経穴である．関衝穴は手の少陽三焦経の起始穴である．

○

第6章 手足の厥陰・少陽経穴

2.1 構　成

● 6　陽谷穴は手の少陽三焦経に属する経穴である．

⑥ 陽谷穴は手の太陽小腸経に属する経穴である．陽谷穴と近似した手の少陽三焦経の経穴は<u>陽池</u>穴がある．

陽谷穴 → 陽池穴　×

2.2 取穴法

● 1　陽池穴は手関節前面横紋の中央に取る．

① 陽池穴は<u>手関節後面横紋</u>の中央で総指伸筋腱と小指伸筋腱の間に取る．

手関節前面 → 手関節後面　×

● 2　外関穴は陽池穴の上方2寸に取る．

② 外関穴は<u>陽池</u>穴の上方<u>2寸</u>に取る．また，外関穴は三焦経の絡穴であり，八脈交会穴でもある

○

● 3　支溝穴は手関節背側横紋中央の上方4寸に取る．

③ 支溝穴は<u>陽池</u>穴（手関節背側横紋の中央）の上方<u>3寸</u>で総指伸筋腱と小指伸筋腱の間に取る．

4寸 → 3寸　×

● 4　会宗穴は手関節背側横紋の上方5寸に取る．

④ 会宗穴は支溝穴（手関節背側横紋の上方3寸）の高さで小指伸筋腱と尺側手根伸筋腱の間に取る．支溝穴は陽池穴の上<u>3</u>寸である．

5寸 → 3寸　×

● 5　三陽絡穴と四瀆穴とは1寸以上離れている．

⑤ 三陽絡穴は<u>陽池</u>穴の上<u>4寸</u>，総指伸筋と小指伸筋の間に取る．四瀆穴は肘頭の下方5寸，橈骨と尺骨の骨間の中点に取る．したがって三陽絡穴と四瀆穴は<u>1寸</u>以上離れている．

○

106

2.2 取穴法

● 6 三陽絡穴は手関節横紋から4寸に取る．

⑥ 三陽絡穴は陽池穴の上4寸で総指伸筋と小指伸筋の間に取る．

○

● 7 天井穴は肘頭下縁に取る．

⑦ 天井穴は肘頭の上方1寸，肘関節を屈曲して取る．肘頭下縁に取る経穴はない．

肘頭下縁 → 肘頭の上方1寸 ×

● 8 翳風穴は耳介中央の直後に取る．

⑧ 翳風穴は耳垂の後方で乳様突起と下顎枝の間の陥凹部に取る．

耳介中央の直後
→ 耳垂の後方で乳様突起と下顎枝の間の陥凹部 ×

● 9 手関節横紋から会宗穴までの距離は4寸である．

⑨ 会宗穴は支溝穴と同じ高さである．支溝穴は陽池穴の上3寸，総指伸筋腱と小指伸筋腱の間に取るので手関節横紋から会宗穴までは3寸である．

4寸 → 3寸 ×

2.3 解剖学的位置関係

● 1 肩髎穴は僧帽筋上部線維上にある．

① 肩髎穴は三角筋上に取る．僧帽筋上部線維上に取るのは天髎穴である．

僧帽筋上部線維 → 三角筋 ×

● 2 天井穴は上腕二頭筋上に取る．

② 天井穴は上腕三頭筋腱上に取る．ほかに，上腕三頭筋上には清冷淵穴や消濼穴なども配穴される．

上腕二頭筋 → 上腕三頭筋腱 ×

107

第6章 手足の厥陰・少陽経穴

問　題	解説と解答

2.3 解剖学的位置関係

● 3　和髎穴は側頭筋上に取る．

③ 和髎穴は側頭筋上に取る．ほかに，側頭筋上には足の少陽胆経の浮白穴や曲鬢穴なども配穴される．

○

● 4　和髎穴は浅側頭動脈拍動部の後方に取る．

④ 和髎穴は浅側頭動脈拍動部の後方に取る．ほかに，手の太陽小腸経の聴宮穴，手の少陽三焦経の耳門穴，足の少陽胆経の聴会穴も浅側頭動脈の近傍に取る．

○

● 5　天井穴は橈骨神経の支配領域にある．

⑤ 天井穴は橈骨神経の支配領域に取る．ほかに，四瀆穴や三陽絡穴など，手関節横紋までの手の少陽三焦経の経穴は橈骨神経の支配領域に取る．

○

第6章　手足の厥陰・少陽経穴

問　題　　　解説と解答

要点チェック

■手の少陽三焦経に属する経穴：全23穴

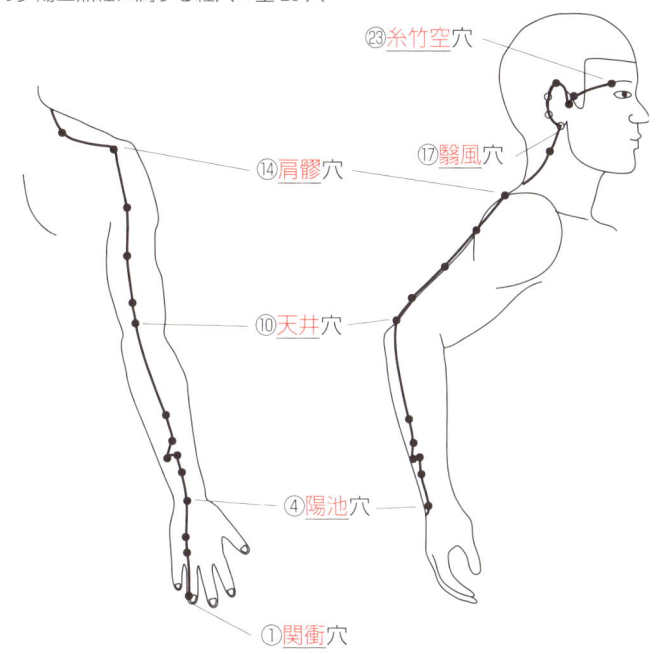

㉓糸竹空穴
⑭肩髎穴
⑰翳風穴
⑩天井穴
④陽池穴
①関衝穴

① 関衝穴　② 液門穴　③ 中渚穴　④ 陽池穴　⑤ 外関穴
⑥ 支溝穴　⑦ 会宗穴　⑧ 三陽絡穴　⑨ 四瀆穴　⑩ 天井穴
⑪ 清冷淵穴　⑫ 消濼穴　⑬ 臑会穴　⑭ 肩髎穴　⑮ 天髎穴
⑯ 天牖穴　⑰ 翳風穴　⑱ 瘈脈穴　⑲ 顱息穴　⑳ 角孫穴
㉑ 耳門穴　㉒ 和髎穴　㉓ 糸竹空穴

109

3. 足の少陽胆経

3.1 構成

● 1 足の少陽胆経に属する経穴数は 45 穴である．

① 足の少陽胆経に属する経穴数は <u>44</u> 穴である．

45穴 → 44穴　×

● 2 頭部にある足の少陽胆経の経穴は 20 穴である．

② 頭部にある足の少陽胆経の経穴は，瞳子髎穴から風池穴の <u>20</u> 穴である．

○

● 3 頭維穴と懸釐穴との間にある経穴は2穴である．

③ 頭維穴（足の陽明胃経）と懸釐穴の間は，頷厭穴，懸顱穴の <u>2</u> 穴が配穴される．

○

● 4 竅陰穴は同じ経絡に同名異穴が存在する．

④ 竅陰穴は<u>頭竅陰</u>穴と<u>足竅陰</u>穴ともに<u>足の少陽胆</u>経に属する．ほかに足の少陽胆経には頭臨泣穴，足臨泣穴がある．

○

● 5 陰陵泉穴は足の少陽胆経に属する．

⑤ 陰陵泉穴は足の太陰脾経に属する．足の少陽胆経に属するのは<u>陽陵泉</u>穴である．

陰陵泉穴 → 陽陵泉穴　×

● 6 京門穴は足の少陽胆経に属する．

⑥ 京門穴は<u>足の少陽胆</u>経に属する経穴である．また京門穴は足の少陰腎経の募穴である．

○

第6章 手足の厥陰・少陽経穴

3.1 構　成

● 7　輒筋穴は足の少陽胆経に属する経穴である．

⑦ 輒筋穴は<u>足の少陽胆</u>経に属する胸部の経穴である．

○

3.2 取穴法

● 1　率谷穴は角孫穴の上２寸５分に取る．

① 率谷穴は角孫穴の<u>上１寸５分</u>に取る．

２寸５分 → １寸５分　×

● 2　頭臨泣穴は瞳孔の直上で前髪際から入ること５分に取る．

② 頭臨泣穴は瞳孔の直上で前髪際から入ること<u>5分</u>，神庭穴（督脈）と頭維穴（胃経）との中点に取る．

○

● 3　完骨穴は乳様突起の後下方，陥凹部に取る．

③ 完骨穴は<u>乳様突起</u>の後下方，陥凹部に取る．乳様突起下端前方には翳風穴，乳様突起中央には瘈脈穴（ともに手少陽三焦経）を取る．位置関係に注意すること．

○

● 4　陽白穴は眉毛中央の上１寸５分に取る．

④ 陽白穴は<u>眉毛</u>中央の上<u>１寸</u>に取る．眉毛中央の上１寸５分に取る経穴はない．

１寸５分 → １寸　×

第6章 手足の厥陰・少陽経穴

3.2 取穴法

問題

● 5 環跳穴は大腿骨大転子の頂点と仙骨裂孔を結ぶ線上，大転子頂点から1/3に取る．

● 6 風池穴は僧帽筋と胸鎖乳突筋との間の陥凹中に取る．

● 7 外丘穴は外果尖の上方5寸に取る．

● 8 日月穴は第8肋間で前正中線の外方4寸に取る．

● 9 光明穴は外果尖の上方5寸に取る．

● 10 京門穴は第11肋骨前端下縁に取る．

解説と解答

⑤ 環跳穴は大腿骨<u>大転子の頂点</u>と<u>仙骨裂孔</u>を結ぶ線上，<u>大転子頂点</u>から1/3に取る．別説では，大転子の頂点と上前腸骨棘の間，大転子頂点から1/3に取る．

○

⑥ 風池穴は風府穴の外方で<u>僧帽筋</u>と<u>胸鎖乳突筋</u>との間の陥凹中に取る．風池穴の深部には椎骨動脈が走行している．

○

⑦ 外丘穴は<u>外果尖</u>の上方<u>7寸</u>に取る．外果尖の上方5寸に取るのは光明穴である．

5寸 → 7寸 ✕

⑧ 日月穴は第<u>7</u>肋間で前正中線の外方<u>4</u>寸に取る．

第8肋間 → 第7肋間 ✕

⑩ 光明穴は腓骨の前方，外果尖の上方<u>5</u>寸に取る．また，光明穴は足の少陽胆経の絡穴である．

○

⑪ 京門穴は<u>第12肋骨</u>前端下縁に取る．第11肋骨前端下縁に取る経穴は章門穴（足の厥陰肝経）である．

第11肋骨 → 第12肋骨 ✕

3.2 取穴法

● 11 懸鍾穴は外果尖の上方5寸に取る．

⑫ 懸鍾穴は外果尖の上方<u>3</u>寸に取る．外果尖の上方<u>5</u>寸は光明穴が配穴される．

5寸 → 3寸　×

● 12 足臨泣穴は第4・5中足骨底接合部の遠位に取る．

⑬ 足臨泣穴は<u>第4・5中足骨底接合部</u>の遠位，第5指の長指伸筋腱外側の陥凹部に取る．

〇

● 13 足竅陰穴は第4指末節骨外側，爪甲角の近位外方1分に取る．

⑭ 足竅陰穴は第<u>4</u>指末節骨<u>外</u>側，爪甲角の近位外方1分に取る．足第4指末節骨内側には経穴が配穴されていないので注意すること．

〇

3.3 解剖学的位置関係

● 1 上関穴は側頭筋上に取る．

① 上関穴は<u>側頭筋</u>上に取る．ほかに，側頭筋上に取る経穴は，浮白穴などがある．

〇

● 2 帯脈穴と京門穴はともに内外腹斜筋上に取る．

② 帯脈穴，京門穴（腎経の募穴）はともに<u>内外腹斜筋</u>上に取る．

〇

● 3 完骨穴は浅側頭動脈の近傍に取る．

③ 完骨穴は深部を<u>後頭動脈</u>が通る．浅側頭動脈の近傍に取るのは聴宮穴（手の太陽小腸経），耳門穴（手の少陽三焦経），和髎穴（手の少陽三焦経），聴会穴（足の少陽胆経）である．

浅側頭動脈 → 後頭動脈　×

第6章 手足の厥陰・少陽経穴

3.3 解剖学的位置関係

● 4 頷厭穴は顔面動脈拍動部に取る．

④ 顔面動脈は下顎から上顎に向かう動脈であり，頷厭穴のある側頭部を走行するのは<u>浅側頭動脈</u>である．顔面動脈拍動部に取るのは大迎穴（足の陽明胃経）などがある．

顔面動脈拍動部 → 浅側頭動脈 ×

● 5 聴会穴は浅側頭動脈の近傍に取る．

⑤ 聴会穴は珠間切痕の前陥凹中，<u>浅側頭</u>動脈の近傍に取る．

○

● 6 光明穴は浅腓骨神経の支配領域にある．

⑥ 光明穴は<u>浅腓骨</u>神経の支配領域に取る．ほかに，<u>浅腓骨</u>神経の支配領域には陽交穴，陽輔穴，懸鍾穴などが配穴される．

○

● 7 環跳穴は上殿神経の支配領域に取る．

⑦ 環跳穴は<u>下殿</u>神経の支配領域に取る．<u>上殿</u>神経の支配領域には居髎穴が配穴される．

上殿神経 → 下殿神経 ×

第6章 手足の厥陰・少陽経穴

問題　　　　　解説と解答

要点チェック

■足の少陽胆経に属する経穴（顔面部・頭部）：①〜⑳／全44穴

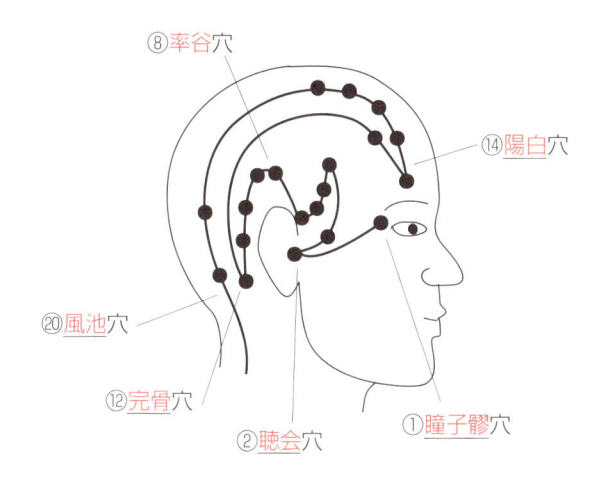

⑧率谷穴
⑭陽白穴
⑳風池穴
⑫完骨穴
②聴会穴
①瞳子髎穴

① 瞳子髎穴　② 聴会穴　③ 上関穴　④ 頷厭穴　⑤ 懸顱穴
⑥ 懸釐穴　⑦ 曲鬢穴　⑧ 率谷穴　⑨ 天衝穴　⑩ 浮白穴
⑪ 頭竅陰穴　⑫ 完骨穴　⑬ 本神穴　⑭ 陽白穴　⑮ 頭臨泣穴
⑯ 目窓穴　⑰ 正営穴　⑱ 承霊穴　⑲ 脳空穴　⑳ 風池穴

第6章　手足の厥陰・少陽経穴

問　題　　解説と解答

要点チェック

■足の少陽胆経に属する経穴（体幹部）：㉑〜㉚／全44穴

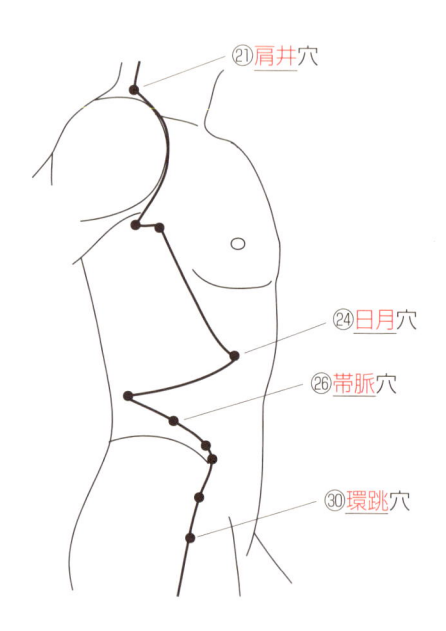

㉑ 肩井穴
㉔ 日月穴
㉖ 帯脈穴
㉚ 環跳穴

㉑ 肩井穴　㉒ 淵腋穴　㉓ 輒筋穴　㉔ 日月穴　㉕ 京門穴

㉖ 帯脈穴　㉗ 五枢穴　㉘ 維道穴　㉙ 居髎穴　㉚ 環跳穴

第6章　手足の厥陰・少陽経穴

問　題　　　　解説と解答

要点チェック

3 足の少陽胆経

■足の少陽胆経に属する経穴（下肢）：㉛～㊹／全44穴

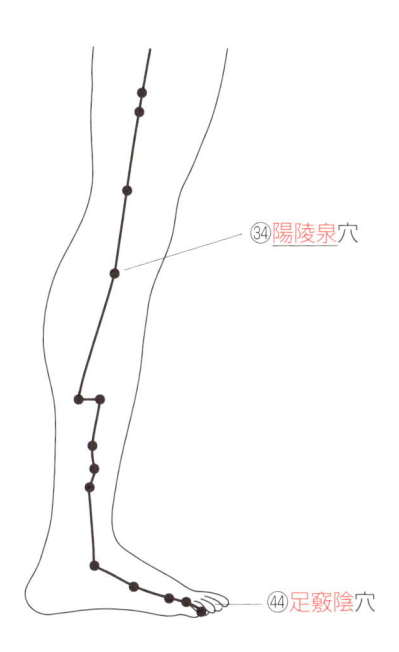

㉞陽陵泉穴

㊹足竅陰穴

㉛ 風市穴　㉜ 中瀆穴　㉝ 膝陽関穴　㉞ 陽陵泉穴　㉟ 陽交穴

㊱ 外丘穴　㊲ 光明穴　㊳ 陽輔穴　㊴ 懸鍾穴　㊵ 丘墟穴

㊶ 足臨泣穴　㊷ 地五会穴　㊸ 侠渓穴　㊹ 足竅陰穴

117

第6章 手足の厥陰・少陽経穴

問題　　　　解説と解答

4．足の厥陰肝経

4.1 構　成

● 1　足の厥陰肝経に属する経穴数は13穴である．

① 足の厥陰肝経に属する経穴数は <u>14</u> 穴である．経穴の世界標準化により，急脈穴が足の厥陰肝経に含まれることになったことから，経穴数が14穴となった．

13穴 → 14穴　×

● 2　下肢にある足の厥陰肝経の経穴は10穴である．

② 下肢にある足の厥陰肝経の経穴は，大敦穴，行間穴，太衝穴，中封穴，蠡溝穴，中都穴，膝関穴，曲泉穴，陰包穴，足五里穴，陰廉穴の <u>11</u> 穴である．

10穴 → 11穴　×

● 3　太衝穴は足の厥陰肝経に属する経穴である．

③ 太衝穴は<u>足の厥陰肝</u>経に属する経穴で，兪土穴，原穴である．

○

● 4　衝門穴は足の厥陰肝経に属する経穴である．

④ 衝門穴は<u>足の太陰脾</u>経に属する経穴である．足の厥陰肝経に属するのは<u>章門</u>穴である．同音異穴に注意する．

衝門穴 → 章門穴　×

● 5　箕門穴は足の厥陰肝経に属する経穴である．

⑤ 箕門穴は足の太陰脾経に属する．足の厥陰肝経に属するのは<u>期門</u>穴である．同音異穴に注意する．

箕門穴 → 期門穴　×

第6章 手足の厥陰・少陽経穴

4.2 取穴法

● 1 大敦穴は第4指末節骨外側で爪甲角の近位外側1分に取る.

① 大敦穴は第1指末節骨外側で爪甲角の近位外側1分に取る. 第4指末節骨外側で爪甲角の近位外方1分に取る経穴は足の少陽胆経の足竅陰穴である.

第4指 → 第1指 ×

● 2 太衝穴は第1・2中足骨間で,中足骨底接合部遠位の陥凹部に取る.

② 太衝穴は,足背の第1・2中足骨間で,中足骨底接合部遠位の陥凹部に取る. また,太衝穴は足の厥陰肝経の兪土穴であり,原穴でもある.

○

● 3 中都穴は内果尖の上方5寸に取る.

③ 中都穴は内果尖の上方7寸に取る. 内果尖の上方5寸に取る足の厥陰肝経の経穴は蠡溝穴である

5寸 → 7寸 ×

● 4 曲泉穴は,膝窩横紋外側端,半腱・半膜様筋腱内側の陥凹部に取る.

④ 曲泉穴は,膝窩横紋内側端,半腱・半膜様筋腱内側の陥凹部に取る. また,曲泉穴は合水穴に分類される.

膝窩横紋外側端 → 膝窩横紋内側端 ×

● 5 章門穴は第11肋骨端下縁に取る.

⑤ 章門穴は第11肋骨端下縁に取る. また章門穴は脾経の募穴であり,八会穴の臓会である.

○

119

第6章 手足の厥陰・少陽経穴

4.2 取穴法

● 6 中封穴は内果尖の後方, 前頸骨筋腱の内側陥凹中に取る.

⑥ 中封穴は内果尖の<u>前方</u>, 前頸骨筋腱の内側陥凹中に取る.

内果尖の後方 → 内果尖の前方 ×

● 7 期門穴は第9肋間, 巨闕穴の外方4寸に取る.

⑦ 期門穴は第6肋間, 巨闕穴の外方4寸に取る. また, 期門穴は足の厥陰肝経の<u>募</u>穴である.

第9肋間 → 第6肋間 ×

4.3 解剖学的位置関係

● 1 曲泉穴は半膜様筋の後ろに取る.

① 曲泉穴は, 膝窩横紋の内端, <u>薄筋と半膜様筋腱</u>の間に取る.

半腱様筋の後ろ
→ 薄筋と半膜様筋腱の間 ×

● 2 章門穴は内外腹斜筋上に取る.

② 章門穴は<u>内外腹斜筋</u>上に取る. また, 章門穴は脾経の募穴, 臓会である.

○

● 3 太衝穴は後脛骨動脈上に取る.

③ 太衝穴は前脛骨動脈幹が弓状動脈を形成する分岐部に当たり, <u>足背動脈</u>上に取る. 後脛骨動脈上に取る経穴は太渓穴（足の少陰腎経）などである.

後脛骨動脈 → 足背動脈 ×

第6章　手足の厥陰・少陽経穴

問　題　　　　　解説と解答

4.3　解剖学的位置関係

● 4　陰包穴は大腿動脈拍動部に位置する.

④ 陰包穴は膝蓋骨底の上方4寸，縫工筋と薄筋の間に取り，大腿動脈の分枝上に取る．大腿動脈拍動部に取る経穴は足五里穴（足の厥陰肝経）である．

大腿動脈拍動部 → 大腿動脈の分枝上　×

● 5　足五里穴は大腿動脈拍動部に取る.

⑤ 足五里穴は大腿内側，気衝穴の外下方3寸，大腿動脈拍動部に取る．

○

● 6　陰廉穴は大腿動脈の近傍に取る.

⑥ 気衝穴（足の陽明胃経）の外下方2寸，大腿動脈の近傍に取る．

○

● 7　中封穴は浅腓骨神経の知覚支配領域に取る.

⑦ 中封穴は伏在神経の知覚支配領域に取る．ほかに，蠡溝穴，中都穴，膝関穴，曲泉穴も伏在神経の知覚支配領域に取る．

浅腓骨神経 → 伏在神経　×

第6章 手足の厥陰・少陽経穴

問題　　解説と解答

要点チェック

■足の厥陰肝経に属する経穴：全14穴

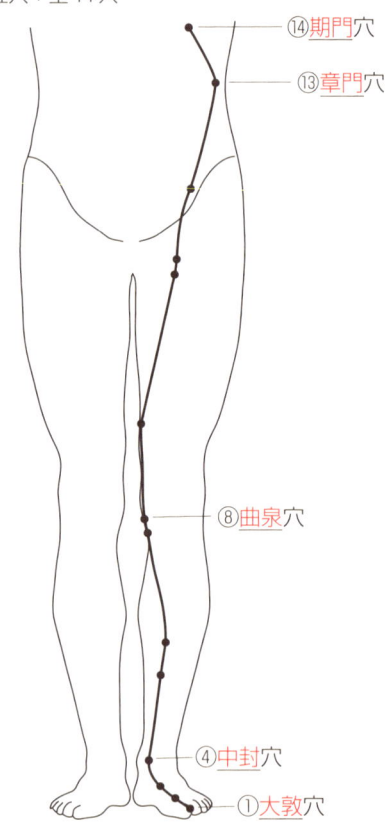

⑭ 期門穴
⑬ 章門穴
⑧ 曲泉穴
④ 中封穴
① 大敦穴

① 大敦穴　② 行間穴　③ 太衝穴　④ 中封穴　⑤ 蠡溝穴
⑥ 中都穴　⑦ 膝関穴　⑧ 曲泉穴　⑨ 陰包穴　⑩ 足五里穴
⑪ 陰廉穴　⑫ 急脈穴　⑬ 章門穴　⑭ 期門穴

第7章　経穴の相互関係

問　題　　　　　　　解説と解答

1．頭部の経穴

● 1　甲状軟骨上縁の高さに配穴される経穴は全部で3穴である．

① 喉頭隆起の高さに配穴される経穴は，人迎穴（足の陽明胃経），扶突穴（手の陽明大腸経），天窓穴（手の太陽小腸経）の3穴である．

○

● 2　神庭穴は五処穴と並ぶ．

② 神庭穴と並ぶ経穴は眉衝穴，曲差穴（足の太陽膀胱経），頭臨泣穴，本神穴（足の少陽胆経），頭維穴（足の陽明胃経）の5穴である．

五処穴
　→ 眉衝穴，曲差穴，頭臨泣穴，本神穴，頭維穴

×

● 3　脳戸穴と並ぶ経穴は脳空穴のみである．

③ 脳戸穴と並ぶ経穴は玉枕穴（足の太陽膀胱経），脳空穴（足の少陽胆経）の2穴ある．

脳空穴のみ　→　玉枕穴，脳空穴

×

● 4　耳珠前方にある3つの経穴はすべて陽経に属している．

④ 耳珠前に配穴される経穴は，上から耳門穴（手の少陽三焦経），聴宮穴（手の太陽小腸経），聴会穴（足の少陽胆経）である．したがって3つの経穴はすべて陽経に属している．

○

123

第7章 経穴の相互関係

1 頭部の経穴

問題	解説と解答
●5 瞳孔線上に取る経穴は3穴である.	⑤ 頭部の瞳孔線上に取る経穴は承泣穴, 四白穴, 巨髎穴 (以上, 足の陽明胃経), 陽白穴, 頭臨泣穴, 目窓穴, 正営穴, 承霊穴 (以上, 足の少陽胆経) の8穴である.

3穴 → 8穴　×

| ●6 上星穴と五処穴の距離は, 脳戸穴と玉枕穴との距離と同一である. | ⑥ 頭部における督脈と足太陽膀胱経との関係で, 曲差穴から絡却穴までは督脈の外1寸5分を走行するが, 玉枕穴は督脈の外1寸3分を走行する. したがって両者の距離は同一ではない. |

同一である → 同一ではない　×

2．腹部・胸部の経穴

| ●1 曲骨穴と同じ高さに取る経穴は, 横骨穴, 気衝穴, 急脈穴, 衝門穴である. | ① 曲骨穴 (任脈) と同じ高さに取るのは, 横骨穴 (足の少陰腎経), 気衝穴 (足の陽明胃経), 急脈穴 (足の厥陰肝経), 衝門穴 (足の太陰脾経) である. |

要点チェック 経穴の相互関係 (腹部) ☞ p135 参照　○

| ●2 中極穴は大赫穴と同じ高さに取る. | ② 中極穴 (任脈) は大赫穴 (足の少陰腎経) と同じ高さに取る. ほかに, 中極穴と同じ高さに取る経穴は帰来穴 (足の陽明胃経) である. |

○

| ●3 大赫穴は気衝穴と同じ高さに取る. | ③ 大赫穴の高さには, 中極穴 (任脈), 帰来穴 (足の陽明胃経) が配穴される. 気衝穴は横骨穴と同じ高さに配穴される. |

気衝穴 → 中極穴, 帰来穴　×

第7章 経穴の相互関係

問　題	解説と解答
● 4　外陵穴は気海穴と同じ高さに取る．	④ 外陵穴は天枢穴の下1寸，陰交穴（任脈）の外2寸に取る．また，中注穴（足の少陰腎経）とも同じ高さに取る．気海穴と同じ高さに取る経穴はない．

気海穴 → 陰交穴，中注穴　×

| ● 5　関元穴は大巨穴と同じ高さに取る． | ⑤ 関元穴と同じ高さに取る経穴は足の少陰腎経の気穴，足の陽明胃経の水道穴である．足の陽明胃経の大巨穴は任脈の石門穴，足の少陰腎経の四満穴と同じ高さに取る． |

大巨穴 → 気穴，水道穴　×

| ● 6　気穴穴は帰来穴と同じ高さに取る． | ⑥ 気穴穴の高さには，正中からは関元穴（任脈），水道穴（足の陽明胃経）が配穴される． |

帰来穴 → 関元穴，水道穴　×

| ● 7　大巨穴は石門穴と同じ高さに取る． | ⑦ 大巨穴（足の陽明胃経）は天枢穴の下2寸，石門穴（任脈）の外2寸に取る．また，四満穴（足の少陰腎経）とも同じ高さに取る． |

○

| ● 8　陰交穴は中注穴，外陵穴と同じ高さに取る． | ⑧ 陰交穴は神闕穴の下1寸で，中注穴（足の少陰腎経），外陵穴（足の陽明胃経）と同じ高さに取る． |

○

第7章 経穴の相互関係

問　題	解説と解答

● 9　肓兪穴は水分穴と同じ高さに取る.

⑨ 肓兪穴の高さには，正中からは神闕穴（任脈），天枢穴（足の陽明胃経），大横穴（足の太陰脾経），帯脈穴（足の少陽胆経）が配穴される．水分穴と同じ高さにあるのは，滑肉門穴（足の陽明胃経）である．

水分穴
→ 神闕穴，天枢穴，大横穴，帯脈穴　×

● 10　神闕穴は肓兪穴と同じ高さに取る.

⑩ 神闕穴は肓兪穴（足の少陰腎経），天枢穴（足の陽明胃経），大横穴（足の太陰脾経），帯脈穴（足の少陽胆経）と同じ高さに取る．

○

● 11　水分穴は商曲穴と同じ高さに取る.

⑪ 水分穴は滑肉門穴（足の陽明胃経）と同じ高さに取る．商曲穴は下脘穴（任脈），太乙穴（足の陽明胃経）と同じ高さに取る．

商曲穴 → 滑肉門穴　×

● 12　商曲穴と太乙穴は同じ高さに取る.

⑫ 商曲穴の高さには，正中から下脘穴（任脈），太乙穴（足の陽明胃経）が配穴される．

○

● 13　関門穴は中脘穴と同じ高さに取る.

⑬ 関門穴（足の陽明胃経）は天枢穴の上3寸，建里穴（任脈）の外2寸に取る．また，石関穴（足の少陰腎経），腹哀穴（足の太陰脾経）とも同じ高さに取る．

中脘穴 → 建里穴，石関穴，腹哀穴　×

第7章 経穴の相互関係

問題	解説と解答
● 14 腹哀穴は建里穴と同じ高さに取る.	⑭ 腹哀穴は大横穴の上3寸, 建里穴の外4寸に取る. 同じ高さには, 建里穴（任脈）, 石関穴（足の少陰腎経）, 関門穴（足の陽明胃経）を取る.

○

| ● 15 上脘穴と梁門は同じ高さに取る. | ⑮ 上脘穴は腹通谷穴（足の少陰腎経）, 承満穴（足の陽明胃経）と同じ高さに取る. 梁門穴（足の陽明胃経）は中脘穴（任脈）, 陰都穴（足の少陰腎経）と同じ高さに取る. |

梁門穴 → 腹通谷穴, 承満穴 　×

| ● 16 食竇穴は乳根穴と同じ肋間に取る. | ⑯ 食竇穴は前正中線から外方6寸, 第5肋間に取る. 乳根穴は前正中線から外方4寸, 第5肋間に取る. |

要点チェック 経穴の相互関係（胸部） ☞ p134参照

○

| ● 17 天渓穴は乳中穴から第4肋間に沿って外方2寸に取る. | ⑰ 天渓穴は乳中穴の外方2寸に取る. 膻中穴から第4肋間の高さに取る経穴は任脈から膻中穴, 神封穴, 乳中穴, 天池穴, 天渓穴, 輒筋穴, 淵腋穴の順である. |

○

| ● 18 華蓋穴は庫房穴, 周栄穴と同じ肋間の高さに取る. | ⑱ 華蓋穴（第1肋間）と同じ肋間の高さに取るのは彧中穴（足の少陰腎経）, 庫房穴（足の陽明胃経）である. 周栄穴は紫宮穴（任脈）から第2肋間に沿って外方6寸に取る. |

庫房穴, 周栄穴 → 庫房穴, 彧中穴 　×

3. 背部の経穴

● 1 膀胱兪穴は胞肓穴と同じ高さに取る.

① 膀胱兪穴は第2後仙骨孔と同じ高さ，正中仙骨稜の外方1寸5分に取る．膀胱兪穴と同じ高さには次髎穴（第2後仙骨孔部），胞肓穴（次髎穴の外方3寸）が配穴される．

○

● 2 懸枢穴は三焦兪穴と同じ高さに取る.

② 懸枢穴は三焦兪穴，肓門穴（足の太陽膀胱経）と同じ，第1腰椎棘突起下縁の高さに取る．なお，肩背部・腰背部を走行する経絡は督脈および足の太陽膀胱経である．督脈と太陽膀胱経の経穴との並びを覚えること．

経穴の相互関係（腰背部） ☞ p136参照

○

● 3 脊中穴は脾兪穴と同じ高さに取る.

③ 脊中穴は脾兪穴，意舎穴と同じ，第11胸椎棘突起下縁の高さに取る．

○

● 4 筋縮穴と魂門穴は同じ高さにある.

④ 筋縮穴は肝兪穴，魂門穴と同じ高さに取る．

○

● 5 脾兪穴は筋縮穴と同じ高さにある.

⑤ 脾兪穴は第11胸椎棘突起下縁の外方1寸5分に取る．脾兪穴と同じ高さには脊中穴（督脈），意舎穴（外3寸）が配穴される．

筋縮穴 → 脊柱穴，意舎穴 ×

128

第7章 経穴の相互関係

3 背部の経穴

問題	解説と解答
● 6　至陽穴は魄戸穴と同じ高さにある．	⑥ 至陽穴は膈兪穴，膈関穴と同じ高さに取る．魄戸穴は第3胸椎棘突起下縁の高さに取る．

魄戸穴 → 膈兪穴，膈関穴　✕

● 7　霊台穴は譩譆穴と同じ高さに取る．	⑦ 霊台穴は督兪穴，譩譆穴と同じ，第6胸椎棘突起下縁の高さに取る．

〇

● 8　身柱穴は膈関穴と同じ高さにある．	⑧ 身柱穴は肺兪穴，魄戸穴と同じ高さに取る．

膈関穴 → 肺兪穴，魄戸穴　✕

● 9　陶道穴は大椎穴と同じ高さにある．	⑨ 陶道穴は大杼穴（膀胱経），肩外兪穴（小腸経）と同じ第1胸椎棘突起下縁に取る．大椎穴は第7頸椎棘突起下縁に取る．

大椎穴 → 大杼穴，肩外兪穴　✕

● 10　大杼穴は肩外兪穴と同じ高さに取る．	⑩ 大杼穴は第1胸椎棘突起下縁の外方1寸5分で，外方3寸に肩外兪穴（小腸経）を取る．大杼穴と同じ高さに配穴される督脈の経穴は陶道穴である．

〇

● 11　風門穴は身柱穴と同じ高さにある．	⑪ 風門穴は第2胸椎棘突起下縁の外方1寸5分に取り，外方3寸に附分穴を取る．身柱穴は第3胸椎棘突起下縁に取り，風門穴と同じ高さに配穴される督脈の経穴はない．

身柱穴 → 附分穴　✕

129

4．上肢の経穴

問題	解説と解答
●1　手関節横紋から5分の距離には陰郄穴，経渠穴が配穴される．	① 手関節横紋から陰郄穴までの距離は<u>5分</u>である．ほかに手関節横紋から5分の距離に配穴される経穴はない．経渠穴は手関節横紋から1寸の距離に配穴される．

陰郄穴，経渠穴 → 陰郄穴のみ　×

| ●2　手関節横紋から1寸5分の距離には列欠穴，霊道穴のみが配穴される． | ② 手関節横紋から列欠穴および霊道穴までの距離は<u>1寸5分</u>である．ほかに手関節横紋から1寸5分の距離に配穴される経穴はない． |

○

| ●3　手関節横紋から間使穴までと同じ距離に配穴される経穴は偏歴，支溝穴，会宗穴の3穴のみである． | ③ 手関節横紋から間使穴（手の厥陰心包経）までは3寸であり，同じ距離に配穴される経穴は<u>偏歴</u>穴（手の陽明大腸経），<u>支溝</u>穴，<u>会宗</u>穴（手の少陽三焦経）の3穴である． |

○

| ●4　手関節横紋から温溜穴までの距離と同じ距離に配穴される経穴は支正穴のみである． | ④ 手関節横紋から温溜穴までの距離は5寸である．手関節横紋から5寸の距離に配穴されている経穴は，<u>支正</u>穴（手の太陽小腸経），<u>郄門</u>穴（手の厥陰心包経）である． |

支正穴のみ → 支正穴，郄門穴　×

| ●5　手関節横紋から7寸の距離に配穴される経穴は孔最穴のみである． | ⑤ 手関節横紋から7寸の距離に配穴される経穴は<u>孔最</u>穴（手の太陰肺経），<u>四瀆</u>穴（手の少陽三焦経）の2穴である． |

孔最穴のみ → 孔最穴，四瀆穴　×

第7章 経穴の相互関係

問題	解説と解答
● 6　肘関節横紋部には尺側から小海穴，曲沢穴，尺沢穴，曲池穴が配穴される．	⑥ 肘関節横紋部には尺側から少海穴（手の少陰心経），曲沢穴（手の厥陰心包経），尺沢穴（手の太陰肺経），曲池穴（手の陽明大腸経）が配穴される．ほかに，肘関節部には小海穴（手の太陽小腸経）も配穴される．

小海穴 → 少海穴　×

| ● 7　手関節横紋から孔最穴までの距離と手関節横紋から同じ距離にあるのは上廉穴のみである． | ⑦ 手関節横紋から孔最穴（手の太陰肺経）までの距離は7寸であり，手関節横紋から7寸の距離にある前腕の経穴は，四瀆穴（手の少陽三焦経）である． |

上廉穴のみ → 四瀆穴のみ　×

| ● 8　腋窩横紋から天泉穴までの距離と少海穴から青霊穴までの距離は同一である． | ⑧ 腋窩横紋から天泉穴（手の厥陰心包経）までの距離は2寸であり，少海穴から青霊穴（手の少陰心経）までの距離は3寸である．したがって両者の距離は同一ではない． |

同一である → 同一ではない　×

| ● 9　手指末端にある経穴のうち，橈側爪甲根部に配穴されるのは4穴である． | ⑨ 手指末端にある経穴のうち，橈側爪甲根部に配穴されるのは母指から順に少商穴（手の太陰肺経），商陽穴（手の陽明大腸経），少衝穴（手の少陰心経）の3穴である．小指末端の少沢穴（手の太陽小腸経），薬指末端の関衝穴（手の少陽三焦経）は尺側に配穴される．中衝穴（手の厥陰心包経）は，中指先端中央に取る． |

4穴 → 3穴　×

5. 下肢の経穴

● 1 交信穴と並んで配穴される経穴は復溜穴である.

① 骨度法を基に，交信穴と並んで配穴される経穴は<u>復溜</u>穴（足の少陰腎経）である.

○

● 2 膝関節周囲にある経穴で，両経穴間の距離が３寸であるのは，犢鼻穴と足三里穴のみである.

② 膝関節周囲にある経穴で，両経穴間の距離が３寸であるのは<u>犢鼻</u>穴と<u>足三里</u>穴（足の陽明胃経）である.

○

● 3 足三里穴から５寸の距離にある経穴と同じ高さに並ぶ経穴は条口穴，豊隆穴である.

③ 足三里穴から５寸の距離にある経穴は<u>条口</u>穴（足の陽明胃経）である．条口穴と同じ高さにある経穴は<u>豊隆</u>穴（足の陽明胃経），<u>承山</u>穴（足の太陽膀胱経）である.

条口穴，豊隆穴　　　×
　→ 条口穴，豊隆穴，承山穴

● 4 陽交穴と並ぶ経穴は下巨虚穴，外丘穴，飛揚穴である.

④ 陽交穴は，外果から陽陵泉穴に向って７寸の距離にある．この陽交穴（足の少陽胆経）と並ぶ経穴は，<u>下巨虚</u>穴（足の陽明胃経），<u>外丘</u>穴（足の少陽胆経），<u>飛揚</u>穴（足の太陽膀胱経）である.

○

第7章 経穴の相互関係

5 下肢の経穴

問題	解説と解答
● 5　外果から5寸の距離にある経穴は光明穴である．	⑤ 外果の高さから5寸にある経穴は，<u>光明</u>穴（足の少陽胆経）である．
	○
● 6　懸鍾穴と同じ高さに並ぶ経穴跗陽穴のみである．	⑥ 懸鍾穴（足の少陽胆経）は外果尖の上方3寸に取る．懸鍾穴と同じ高さに並ぶ経穴は<u>跗陽</u>穴（足の太陽膀胱経）である．
	○
● 7　足指末節骨外側で爪甲角の近位外方1分に配穴される経穴は厲兌穴，至陰穴，足竅陰穴，大敦穴である．	⑦ 足指末節骨外側で爪甲角の近位外方1分に配穴される経穴は<u>厲兌</u>穴（足の陽明胃経），<u>至陰</u>穴（足の太陽膀胱経），<u>足竅陰</u>穴（足の少陽胆経），<u>大敦</u>穴（足の厥陰肝経）である．足指末節骨内側で爪甲角の近位外方1分に配穴される経穴は隠白穴（足の太陰脾経）のみである．
	○
● 8　内果尖あるいは外果尖から6寸の距離にある経穴は漏谷穴，築賓穴である．	⑧ 内果尖あるいは外果尖から6寸の距離に配穴される経穴は<u>漏谷</u>穴（足の太陰脾経）のみである．築賓穴は内果から5寸の距離に配穴され，<u>蠡溝</u>穴（足の厥陰肝経），<u>光明</u>穴（足の少陽胆経）と同じ距離である．
	漏谷穴，築賓穴 → 漏谷穴のみ　×

第7章 経穴の相互関係

問題

● 9 内果尖あるいは外果尖から9寸の距離に配穴される経穴は地機穴のみである.

解説と解答

⑨ 内果尖あるいは外果尖から9寸の距離に配穴される経穴はない. 地機穴（足の太陰脾経）は内果尖から10寸の距離に配穴される.

地機穴のみ → 配穴される経穴はない ×

要点チェック

■経穴の相互関係（胸部）

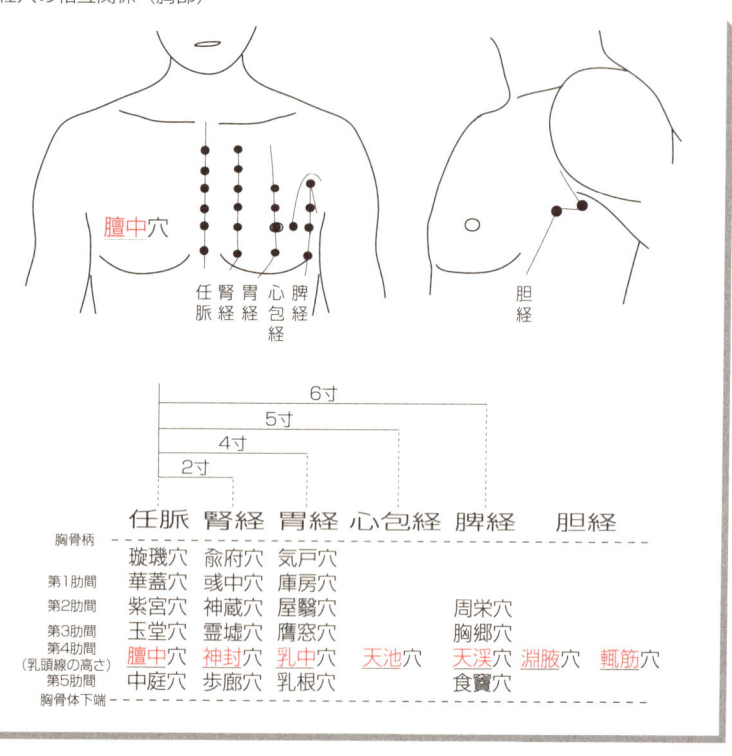

膻中穴

任脈　腎経　胃経　心包経　脾経

胆経

	任脈	腎経	胃経	心包経	脾経	胆経
胸骨柄		璇璣穴	兪府穴	気戸穴		
第1肋間		華蓋穴	彧中穴	庫房穴		
第2肋間		紫宮穴	神蔵穴	屋翳穴		周栄穴
第3肋間		玉堂穴	霊墟穴	膺窓穴		胸郷穴
第4肋間（乳頭線の高さ）	膻中穴	神封穴	乳中穴	天池穴	天渓穴	淵腋穴　輒筋穴
第5肋間	中庭穴	歩廊穴	乳根穴		食竇穴	
胸骨体下端						

2寸　4寸　5寸　6寸

第7章 経穴の相互関係

問 題　　　解説と解答

要点チェック

■経穴の相互関係（腹部）

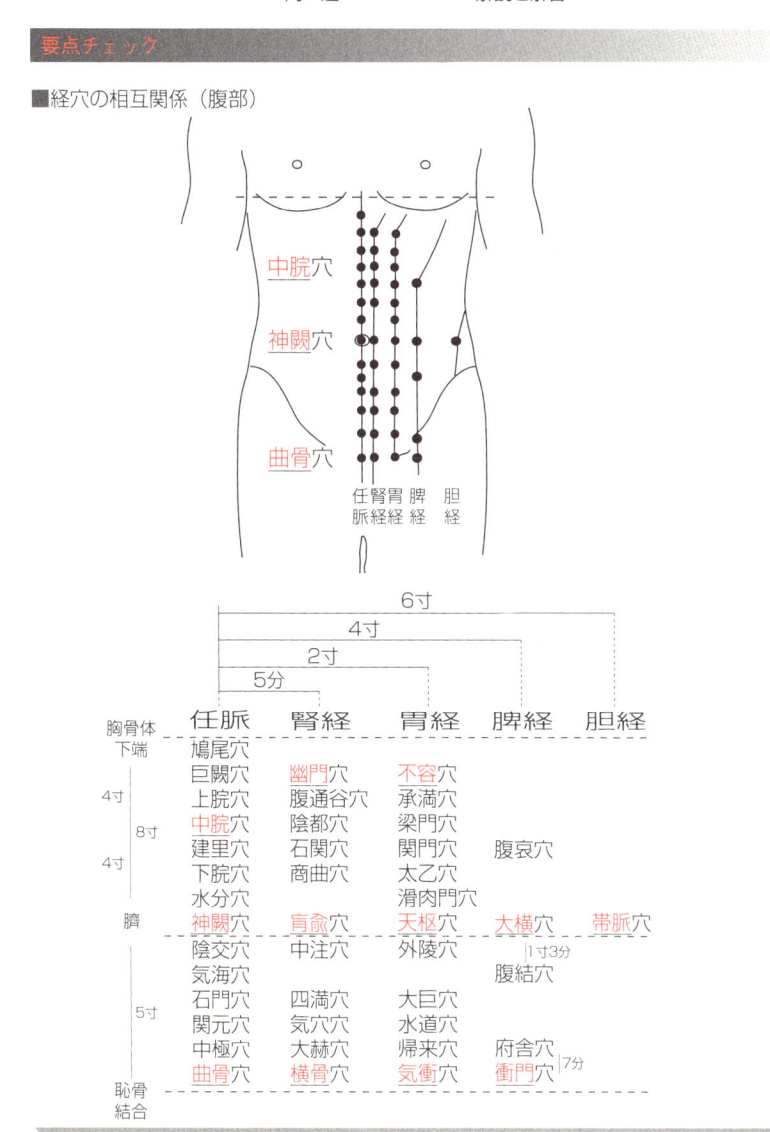

	任脈	腎経	胃経	脾経	胆経
胸骨体下端	鳩尾穴				
	巨闕穴	幽門穴	不容穴		
	上脘穴	腹通谷穴	承満穴		
	中脘穴	陰都穴	梁門穴		
	建里穴	石関穴	関門穴	腹哀穴	
	下脘穴	商曲穴	太乙穴		
	水分穴		滑肉門穴		
臍	神闕穴	肓兪穴	天枢穴	大横穴	帯脈穴
	陰交穴	中注穴	外陵穴	(1寸3分)	
	気海穴			腹結穴	
	石門穴	四満穴	大巨穴		
	関元穴	気穴穴	水道穴		
	中極穴	大赫穴	帰来穴	府舎穴	7分
恥骨結合	曲骨穴	横骨穴	気衝穴	衝門穴	

寸法：6寸（胆経まで）、4寸（脾経まで）、2寸（胃経まで）、5分（腎経まで）

胸骨体下端から臍まで8寸（4寸＋4寸）、臍から恥骨結合まで5寸

135

第7章　経穴の相互関係

問　題　　　解説と解答

要点チェック

■経穴の相互関係（腰背部）

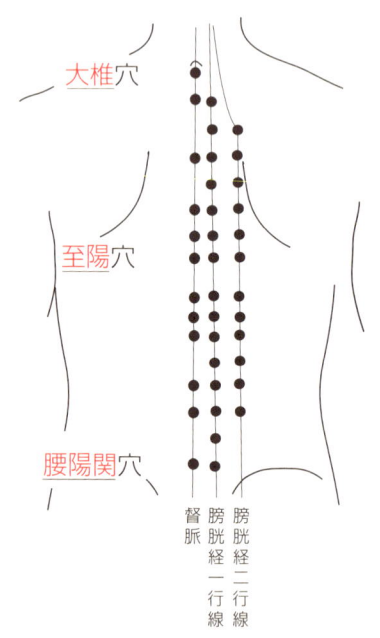

	督脈	膀胱経 一行線	膀胱経 二行線
第7頸椎 第1胸椎	大椎穴 陶道穴	大杼穴 風門穴	附分穴
	身柱穴	肺兪穴 厥陰兪穴	魄戸穴 膏肓穴
	神道穴 霊台穴	心兪穴 督兪穴	神堂穴 譩譆穴
第7胸椎 第8胸椎	至陽穴	膈兪穴	膈関穴
	筋縮穴 中枢穴 脊中穴	肝兪穴 胆兪穴 脾兪穴 胃兪穴	魂門穴 陽綱穴 意舎穴 胃倉穴
第11胸椎 第12胸椎			
	懸枢穴 命門穴	三焦兪穴 腎兪穴 気海兪穴	肓門穴 志室穴
第4腰椎 第5腰椎	腰陽関穴	大腸兪穴	

左図の経穴ラベル：大椎穴、至陽穴、腰陽関穴
下部ラベル：督脈／膀胱経一行線／膀胱経二行線

第8章 要 穴

問 題 　　　解説と解答

1. 五 行 穴

1.1 概　要

● 1 五行穴は十二正経と奇経八脈に当てはめられている.

① 五行穴は五兪穴とも呼ばれ, 十二正経上に存在する経穴である. 奇経八脈に五行穴は当てはめられていない.

十二正経と奇経八脈 → 十二正経　×

● 2 五行穴は原穴, 郄穴, 絡穴, 兪穴, 募穴の総称である.

② 五行穴は, 井穴, 滎穴, 兪穴, 経穴, 合穴の総称である. 原穴, 郄穴, 絡穴, 兪穴, 募穴は五要穴である.

要点チェック **五行穴** ☞ p158 参照

原穴, 郄穴, 絡穴, 兪穴, 募穴
→ 井穴, 滎穴, 兪穴, 経穴, 合穴　×

● 3 五行穴は気の流れを水の流れに例え, 経脈の流れの特徴が現れる経穴をさしている.

③ 五行穴は, 気の流れを水の流れに例えてつけられており, 各々の経穴に五行が当てはめられ, 部位および主治の特徴がある.

○

● 4 五行穴は全身に分布している.

④ 五行穴は, 肘関節周辺および膝関節より末梢側に存在する. したがって, 体幹や頭部, 上腕, 大腿部には存在しない.

全身 → 肘関節および膝関節より末梢側　×

137

第8章 要穴

| 問題 | 解説と解答 |

1.1 概　要

● 5　陰経の五行穴における脈気の流れは，金－水－木－火－土の順番である．

⑤ 陰経の五行穴における脈気の流れは，<u>木－火－土－金－水</u>の順番である．<u>金－水－木－火－土</u>の順番で脈気が流れるのは陽経である．

金－水－木－火－土　　　　　×
　　　→　木－火－土－金－水

1.2 井　穴

● 1　五行穴における至陰穴の主治は心下満を主る．

① 至陰穴（足の太陽膀胱経）は，五行穴における井穴である．この井穴の主治は<u>心下満</u>を主る．

○

● 2　商陽穴は示指尺側にある井穴である．

② 商陽穴は<u>示指橈側</u>にある<u>手の陽明大腸</u>経の井穴である．示指尺側は経穴が配穴されていない．

示指尺側 → 示指橈側　×

● 3　中衝穴は中指先端中央にある井穴である．

③ 中衝穴は<u>中指先端中央</u>にある<u>手の厥陰心包</u>経の井穴である．

○

● 4　関衝穴は薬指橈側にある井穴である．

④ 関衝穴は<u>薬指尺側</u>にある<u>手の少陽三焦</u>経の井穴である．薬指橈側は経穴が配穴されていない．

薬指橈側 → 薬指尺側　×

● 5　少衝穴は小指尺側にある井穴である．

⑤ 少衝穴は<u>小指橈側</u>にある<u>手の少陰心経</u>の井穴である．小指尺側にある井穴は手の太陽小腸経の少沢穴である．

小指尺側 → 小指橈側　×

1.2 井　穴

● 6 湧泉穴は足の厥陰肝経の井穴である．

⑥ 湧泉穴は足底にある経穴で，足の少陰腎経の井穴である．

足の厥陰肝経 → 足の少陰腎経　×

● 7 足の少陽胆経の井穴は足竅陰穴である．

⑦ 足の少陽胆経の井穴は足第4指末節骨外側爪甲角の近位上方1分にある足竅陰穴である．

○

1.3 榮　穴

● 1 榮穴は喘咳寒熱を主る．

① 榮穴は身熱を主る．喘咳寒熱を主るのは五行穴の経穴である．

喘咳寒熱 → 身熱　×

● 2 魚際穴は手の太陰肺経の榮火穴である．

② 魚際穴は第1中手骨中点の外側にあり，手の太陰肺経の榮火穴である．

○

● 3 手の少陰心経の榮穴は承扶穴である．

③ 手の少陰心経の榮穴は少府穴である．承扶穴は足の太陽膀胱経の臀部にある経穴である．同音異穴に注意する．

承扶穴 → 少府穴　×

● 4 液門穴は手の少陽三焦経の榮火穴である

④ 液門穴は手の少陽三焦経の榮水穴である．榮火穴は陰経の榮穴をさす．

榮火穴 → 榮水穴　×

● 5 侠渓穴は足の少陽胆経の榮水穴である．

⑤ 侠渓穴は第4・5中足指節関節間の直前の陥凹部にある足の少陽胆経の榮水穴である．

○

第8章 要穴

1.3 滎穴

● 6 足の厥陰肝経の滎穴は行間穴である．

⑥ 足の厥陰肝経の滎穴は第1・2中足指節関節間の直前の陥凹部にある<u>行間</u>穴である．

○

1.4 兪穴

● 1 五行穴における後渓穴の主治は体重節痛を主る．

① 後渓穴（手の太陽小腸経）は五行穴における兪穴である．この兪穴の主治は<u>体重節痛</u>を主る．

○

● 2 太白穴は体重節痛を主る．

② 太白穴は足の太陰脾経の兪土穴であり，<u>体重節痛</u>を主る．

○

● 3 神門穴は兪土穴であり原穴でもある．

③ 神門穴は手の少陰心経の<u>兪土</u>穴であり，<u>原</u>穴である．

○

● 4 太淵穴は兪土穴である．

④ 太淵穴は手の太陰肺経の<u>兪土</u>穴であり<u>原</u>穴である．また八会穴の脈会でもある．

○

● 5 陥谷穴は足の陽明胃経の兪土穴である．

⑤ 陥谷穴は足の陽明胃経の<u>兪木</u>穴である．兪土穴は陰経の兪穴をさす．

兪土穴 → 兪木穴　×

1.4 兪　穴

● 6　手の少陽三焦経の兪穴は中渚穴である．

⑥　手の少陽三焦経の兪穴は第4・5中手指節関節間の内側陥凹中に取る中渚穴である．

○

1.5　経　穴

● 1　経穴は身熱を主る．

①　経穴は喘咳寒熱を主る．身熱を主るのは滎穴である．

身熱 → 喘咳寒熱　×

● 2　復溜穴は喘咳寒熱を主る．

②　復溜穴は足の少陰腎経の経金穴であり，喘咳寒熱を主る．

○

● 3　中封穴は兪土穴である．

③　中封穴は足の厥陰肝経の経金穴である．足の厥陰肝経の兪土穴は太衝穴である．

兪土穴 → 経金穴　×

● 4　陽谷穴は手の太陽小腸経の経金穴である．

④　陽谷穴は手の太陽小腸経の経火穴である．経金穴は陰経の経穴をさす．

経金穴 → 経火穴　×

● 5　陽渓穴は手の陽明大腸経の経火穴である．

⑤　陽渓穴は手関節背側横紋橈側にある，手の陽明大腸経の経火穴である．

○

● 6　手の厥陰心包経の経穴は経渠穴である．

⑥　手の厥陰心包経の経穴は間使穴である．経渠穴は手の太陰肺経の経穴である．

経渠穴 → 間使穴　×

141

1.6 合穴

●1 五行穴における曲池穴の主治は逆気而泄を主る.

① 曲池穴（手の陽明大腸経）は五行穴における合穴である．この合穴の主治は<u>逆気而泄</u>を主る．

○

●2 足の太陽膀胱経の合穴は委陽穴である．

② 足の太陽膀胱経の合穴は<u>委中</u>穴である．委陽穴は手の少陽三焦経の下合穴である．

委陽穴 → 委中穴 　×

●3 陰陵泉穴は経金穴である．

③ 陰陵泉穴は足の太陰脾経の<u>合水</u>穴である．足の太陰脾経の経金穴は商丘穴である．

経金穴 → 合水穴 　×

●4 足三里穴は合土穴である．

④ 足三里穴は足の陽明胃経の<u>合土</u>穴である．

○

●5 陰陵泉穴は足の太陰脾経の絡穴である．

⑤ 陰陵泉穴は足の太陰脾経の<u>合水</u>穴である．足の太陰脾経の絡穴は公孫穴である．公孫穴はまた，八総穴の1つでもある．

絡穴 → 合水穴 　×

●6 小海穴は手の太陽小腸経の合穴である．

⑥ 小海穴は上腕骨内側上顆と肘頭の間，陥凹部にある<u>手の太陽小腸</u>経の合穴である．

○

2. 五要穴

2.1 概　要

● 1　五要穴は奇経のみに当てはめられている．

① 五要穴は，十二経脈に当てはめられている．ほかに，任脈・督脈については絡穴，陰・陽蹻脈と陰陽維脈には郄穴が当てはめられている．

奇経のみ
→ 十二経脈と任脈，督脈，陰・陽蹻脈，陰陽維脈

×

● 2　五要穴は原穴，郄穴，絡穴，兪穴，募穴の総称である．

② 五要穴は，原穴，郄穴，絡穴，兪穴，募穴の総称で，それぞれ臓腑の疾患や，急性・慢性疾患，陰陽の病に用いる．

要点チェック **五要穴** ☞ p159 参照

○

2.2 原　穴

● 1　太淵穴は原穴である．

① 太淵穴は手の太陰肺経の原穴であり兪土穴でもある．

○

● 2　公孫穴は原穴でない．

② 公孫穴は足の太陰脾経の絡穴である．また，公孫穴は八脈交会穴の1つでもある．

○

● 3　合谷穴は原穴でない．

③ 合谷穴は手の陽明大腸経の原穴である．また，四総穴の1つでもある．

原穴でない → 原穴である

×

● 4　太白穴は原穴である．

④ 太白穴は足の太陰脾経の原穴であり兪土穴でもある．

○

143

2.2 原穴

問題	解説と解答
●5 神門穴は原穴ではない.	⑤ 神門穴は手の少陰心経の原穴であり兪土穴でもある.
	原穴ではない → 原穴である ✕
●6 陽池穴は原穴である.	⑥ 陽池穴は手の少陽三焦経の原穴である.
	○
●7 衝陽穴は胃経の原穴である.	⑦ 衝陽穴は足の陽明胃経の原穴である.
	○
●8 合谷穴は小腸経の原穴である.	⑧ 合谷穴は手の陽明大腸経の原穴である. 手の太陽小腸経の原穴は腕骨穴である.
	小腸経 → 手陽明大腸経 ✕
●9 足の少陰腎経の原穴は湧泉穴である.	⑨ 足の少陰腎経の原穴は太渓穴である. 湧泉穴は足の少陰腎経の井木穴である.
	湧泉穴 → 太渓穴 ✕
●10 足の太陽膀胱経の原穴は京骨穴である.	⑩ 足の太陽膀胱経の原穴は第5中足骨粗面の前縁にある京骨穴である.
	○

2.2 原穴

● 11 手の少陽三焦経の原穴は外関穴である．

⑪ 手の少陽三焦経の原穴は<u>陽池</u>穴である．外関穴は手の少陽三焦経の<u>絡</u>穴である．

外関穴 → 陽池穴　×

● 12 手の厥陰心包経の原穴は郄門穴である．

⑫ 手の厥陰心包経の原穴は<u>大陵</u>穴である．郄門穴は手の厥陰心包経の<u>郄</u>穴である．

郄門穴 → 大陵穴　×

● 13 太衝穴は肝経の絡穴である．

⑬ 太衝穴は足の厥陰肝経の<u>原</u>穴であり<u>兪土</u>穴でもある．足の厥陰肝経の絡穴は蠡溝穴である．

絡穴 → 原穴　×

● 14 合谷穴は五行穴（五兪穴）に含まれる．

⑭ 合谷穴は五行穴（五兪穴）に含まれ<u>ない</u>．合谷穴は<u>手の陽明大腸</u>経の原穴である．

含まれる → 含まれない　×

2.3 郄穴

● 1 肝経の郄穴は中都穴である．

① 足の厥陰肝経の郄穴は<u>中都</u>穴である．

○

● 2 心経の郄穴は陰郄穴である．

② 手の少陰心経の郄穴は<u>陰郄</u>穴である．

○

第8章 要 穴

2.3 郄 穴

● 3 脾経の郄穴は地機穴である．

③ 足の太陰脾経の郄穴は<u>地機</u>穴である．

○

● 4 腎経の郄穴は築賓穴である．

④ 足の少陰腎経の郄穴は<u>水泉</u>穴である．築賓穴は陰維脈の郄穴である．

築賓穴 → 水泉穴　×

● 5 温溜穴は郄穴である．

⑤ 温溜穴は<u>手の陽明大腸</u>経の郄穴である．

○

● 6 梁丘穴は膝関節よりも上方にある郄穴である．

⑥ 梁丘穴は下肢に分布する郄穴の中で唯一，膝関節より<u>上方</u>にある郄穴である．

○

● 7 地機穴は絡穴でない．

⑦ 地機穴は足の太陰脾経の<u>郄</u>穴である．

○

● 8 梁丘穴は絡穴である．

⑧ 梁丘穴は足の陽明胃経の<u>郄</u>穴である．足の陽明胃経の絡穴は<u>豊隆</u>穴である．

絡穴 → 郄穴　×

第8章 要穴

| 問 題 | 解説と解答 |

2.3 郄 穴

● 9　中都穴は絡穴でない．

⑨　中都穴は足の厥陰肝経の郄穴である．

○

● 10　水泉穴は絡穴である．

⑩　水泉穴は足の少陰腎経の郄穴である．足の少陰腎経の絡穴は大鍾穴である．

絡穴 → 郄穴　×

2.4 絡 穴

● 1　光明穴は絡穴である．

①　光明穴は足の少陽胆経の絡穴である．

○

● 2　大鍾穴は絡穴である．

②　大鍾穴は足の少陰腎経の絡穴である．

○

● 3　豊隆穴は絡穴である．

③　豊隆穴は足の陽明胃経の絡穴である．

○

● 4　内関穴は肺経の絡穴である．

④　内関穴は手の厥陰心包経の絡穴である．手の太陰肺経の絡穴は列欠穴である．

肺経 → 手の厥陰心包経　×

第8章 要 穴

| 問 題 | 解説と解答 |

2.4 絡　穴

● 5　公孫穴は脾経の絡穴である．

⑤ 公孫穴は足の太陰脾経の絡穴である．また公孫穴は八脈交会穴でもある．

○

● 6　飛揚穴は腎経の絡穴である．

⑥ 飛揚穴は足の太陽膀胱経の絡穴である．足の少陰腎経の絡穴は大鍾穴である．

腎経 → 足の太陽膀胱経　×

● 7　支正穴は大腸経の絡穴である．

⑦ 支正穴は手の太陽小腸経の絡穴である．手の陽明大腸経の絡穴は偏歴穴である．

大腸経 → 手の太陽小腸経　×

● 8　手の太陰肺経の絡穴は列欠穴である．

⑧ 手の太陰肺経の絡穴は列欠穴である．

○

● 9　偏歴穴は郄穴である．

⑨ 偏歴穴は手の陽明大腸経の絡穴である．手の陽明大腸経の郄穴は温溜穴である．

郄穴 → 絡穴　×

2.5 兪　穴

● 1　関元穴を募穴とする経絡の兪穴は小腸兪穴である．

① 関元穴は手の太陽小腸経の募穴である．したがって，手の太陽小腸経の兪穴は小腸兪穴である．

○

148

2.5 兪穴

●2 天枢穴を募穴とする経絡の兪穴は胃兪穴である．

② 天枢穴は手の陽明大腸経の募穴である．したがって，手の陽明大腸経の兪穴は大腸兪穴である．

胃兪穴 → 大腸兪穴　×

●3 巨闕穴を募穴とする経絡の兪穴は心兪穴である．

③ 巨闕穴は手の少陰心経の募穴である．したがって，手の少陰心経の兪穴は心兪穴である．

○

●4 膻中穴を募穴とする経絡の兪穴は厥陰兪穴である．

④ 膻中穴は手の厥陰心包経の募穴である．したがって，手の厥陰心包経の兪穴は厥陰兪穴である．

○

●5 期門穴を募穴とする経絡の兪穴は肺兪穴である．

⑤ 期門穴は足の厥陰肝経の募穴である．したがって，足の厥陰肝経の兪穴は肝兪穴である．

肺兪穴 → 肝兪穴　×

●6 石門穴を募穴とする経絡の兪穴は肝兪穴である．

⑥ 石門穴は手の少陽三焦経の募穴である．したがって，手の少陽三焦経の兪穴は三焦兪穴である．

肝兪穴 → 三焦兪穴　×

●7 京門穴を募穴とする経絡の兪穴は胆兪穴である．

⑦ 京門穴は足の少陰腎経の募穴である．したがって，足の少陰腎経の兪穴は腎兪穴である．

胆兪穴 → 腎兪穴　×

●8 章門穴を募穴とする経絡の兪穴は脾兪穴である．

⑧ 章門穴は足の太陰脾経の募穴である．したがって，足の太陰脾経の兪穴は脾兪穴である．

○

第8章 要穴

問題 | 解説と解答

2.5 兪穴

● 9 中脘穴を募穴とする経絡の兪穴は胃兪穴である.

⑨ 中脘穴は足の陽明胃経の募穴である. 足の陽明胃経の兪穴は胃兪穴である.

○

2.6 募穴

● 1 任脈上の募穴の数は4穴である.

① 任脈上にある募穴の数は6穴である. ほかに, 自経上にある募穴は3穴, 他経上にある募穴は3穴である.

4穴 → 6穴 ×

● 2 天枢穴は第10胸神経の支配領域にある絡穴である.

② 天枢穴は第10胸神経の支配領域にある手の陽明大腸経の募穴である.

絡穴 → 募穴 ×

● 3 足の厥陰肝経は自経の経穴を募穴としている.

③ 足の厥陰肝経の募穴は自経の期門穴である.

○

● 4 足の少陽胆経は自経の経穴を募穴としている.

④ 足の少陽胆経の募穴は自経の日月穴である.

○

● 5 膻中穴は心経の募穴である.

⑤ 膻中穴は任脈上にある手の厥陰心包経の募穴である. 手の少陰心経の募穴は任脈上にある巨闕穴である.

心経 → 手の厥陰心包経 ×

第8章 要穴

| 問題 | 解説と解答 |

2.6 募穴

● 6 肝経の募穴は巨闕穴である．

⑥ 足の厥陰肝経の募穴は自経上にある期門穴である．巨闕穴は手の少陰心経の募穴である．

巨闕穴 → 期門穴 ×

● 7 脾経の募穴は章門穴である．

⑦ 足の太陰脾経の募穴は足の厥陰肝経上にある章門穴である．

○

● 8 胆経の募穴は関元穴である．

⑧ 足の少陽胆経の募穴は自経上にある日月穴である．関元穴は手の太陽小腸経の募穴である．

関元穴 → 日月穴 ×

● 9 中脘穴は足の陽明胃経の募穴である．

⑨ 中脘穴は任脈上にある足の陽明胃経の募穴である．

○

● 10 手の太陽小腸経の募穴は関元穴である．

⑩ 手の太陽小腸経の募穴は任脈上にある関元穴である．

○

● 11 中極穴は第10胸神経の支配領域にある募穴である．

⑪ 中極穴は任脈上で第12胸神経の支配領域にある足の太陽膀胱経の募穴である．第10胸神経の支配領域にある募穴は天枢穴である．

第10胸神経 → 第12胸神経 ×

| 問題 | 解説と解答 |

3. その他の要穴

3.1 八会穴

● 1 八会穴とは臓・腑・筋・髄・血・脈・骨・気の脈の交わるところにある経穴である．

① 八会穴とは，身体の組織・器管を8つに分け，それぞれの脈気が交わるところにある経穴を<u>臓会</u>・<u>腑会</u>・<u>筋会</u>・<u>髄会</u>・<u>血会</u>・<u>脈会</u>・<u>骨会</u>・<u>気会</u>として定めたものである．

八会穴 ☞ p158 参照

○

● 2 太淵穴は八会穴に含まれる．

② 太淵穴（手の太陰肺経）は八会穴の<u>脈会</u>である．また，太淵穴は手の太陰肺経の兪土穴であり原穴でもある．

○

● 3 三陰交穴は八会穴に含まれる．

③ 三陰交穴（足の太陰脾経）は八会穴には含まれ<u>ない</u>．三陰交穴は，脾経，腎経，肝経の足の三陰経が会する経穴である．

含まれる → 含まれない ×

● 4 陽陵泉穴は八会穴であり合土穴である．

④ 陽陵泉穴（足の少陽胆経）は八会穴の<u>筋会</u>であり，<u>合土</u>穴でもある．

○

● 5 陽陵泉穴は脈会である．

⑤ 陽陵泉穴（足の少陽胆経）は八会穴の<u>筋会</u>である．脈会は太淵穴である．

脈会 → 筋会 ×

3.1 八会穴

● 6 章門穴は臓会である．
□
□

⑥ 章門穴（足の厥陰肝経）は八会穴の<u>臓会</u>である．また，章門穴は足の太陰脾経の募穴でもある．

○

● 7 中脘穴は腑会である．
□
□

⑦ 中脘穴（任脈）は八会穴の<u>腑会</u>である．また，中脘穴は足の陽明胃経の募穴でもある．

○

● 8 懸鍾穴は気会である．
□
□

⑧ 懸鍾穴（足の少陽胆経）は八会穴の<u>髄会</u>である．気会は膻中穴である．

気会 → 髄会　×

● 9 膻中穴は気会である．
□
□

⑨ 膻中穴（任脈）は八会穴の<u>気会</u>である．また，膻中穴は手の厥陰心包経の募穴でもある．

○

● 10 大杼穴は骨会である．
□
□

⑩ 大杼穴（足の太陽膀胱経）は八会穴の<u>骨会</u>である．

○

● 11 膈兪穴は血会である．
□
□

⑪ 膈兪穴（足の太陽膀胱経）は八会穴の<u>血会</u>である．

○

3.2 四総穴

● 1 四総穴とは奇経八脈上にある4つの経穴をさす．

① 四総穴とは，身体を4部に区分して，それぞれの部位に対応する経穴をさしたものである．

四総穴 ☞ p158参照

奇経八脈上にある4つの経穴
→ 身体のある部位に対応する経穴 ✕

● 2 委中穴は四総穴の1つである．

② 委中穴は四総穴の1つであり，腰背部の疾患に用いられる．

○

● 3 公孫穴は四総穴に含まれない．

③ 公孫穴は八総穴に含まれる．四総穴に含まれるのは，足三里穴，委中穴，列欠穴，合谷穴である．

○

● 4 太淵穴は四総穴に含まれる．

④ 太淵穴は四総穴に含まれない．太淵穴は太陰肺経の原穴であり兪土穴，脈会である．

含まれる → 含まれない ✕

● 5 手三里穴は四総穴に含まれる．

⑤ 手三里穴は四総穴には含まれない．また，手三里穴は要穴には一切含まれていない．

含まれる → 含まれない ✕

● 6 足三里穴の四総穴における主治は四肢の病である．

⑥ 足三里穴は腹部一切の疾患に応用される．

四肢の病 → 腹部一切の疾患 ✕

3.2 四総穴

● 7 委中穴の四総穴における主治は腰背の病である.

⑦ 委中穴は<u>腰背</u>部の疾患に用いられる.

○

● 8 合谷穴の四総穴における主治は頭項の病である.

⑧ 合谷穴は<u>面目</u>の病に用いられる. 頭項の病に用いる四総穴は<u>列欠</u>穴である.

頭項の病 → 面目の病　×

● 9 列欠穴の四総穴における主治は面目の病である.

⑨ 列欠穴は<u>頭項</u>の病に用いられる. 面目の病に用いる四総穴は<u>合谷</u>穴である.

面目の病 → 頭項の病　×

● 10 頭部, 項部の病に用いられる四総穴は合谷穴である.

⑩ 頭部, 項部の病に用いられる四総穴は<u>列欠</u>穴である. 合谷穴は顔面および目の疾患に用いる四総穴である.

合谷穴 → 列欠穴　×

3.3 八総穴

● 1 八総穴とは十二正経のみに属する8つの経穴をさす.

① 八総穴とは, 十二正経と奇経八脈が密接に関係する上肢と<u>下肢</u>の8つの経穴をさす. これらの経穴を組み合わせて用いて施術することにより, <u>奇経八脈</u>の病症に効果を発揮するとされる.

要点チェック **八総穴** ☞ p158 参照

十二正経のみに属する
→ 十二正経と奇経八脈が密接に関係する　×

● 2 公孫穴は八総穴として用いられる.

② 公孫穴は<u>八総</u>穴として用いられる. 公孫穴と組み合わされる八総穴は<u>内関</u>穴である.

○

第8章 要穴

問題　　　　　　　解説と解答

3.3 八総穴

● 3　丘墟穴と組み合わされる八総穴は外関穴である．

③ 丘墟穴は八総穴には含まれない．外関穴と組み合わされる八総穴は足臨泣穴である．

丘墟穴 → 足臨泣穴　×

● 4　後渓穴と組み合わされる八総穴は申脈穴である．

④ 後渓穴と組み合わされる八総穴は申脈穴である．八総穴（八脈交会穴）は，上肢と下肢の経穴を組み合わせて用いる．

○

● 5　列欠穴と組み合わされる八総穴は照海穴である．

⑤ 列欠穴と組み合わされる八総穴は照海穴である．申脈穴は外果尖の直下に取り，照海穴は内果尖の下方1寸に取る．位置関係に注意すること．

○

● 6　脾経に属する八総穴と組合わされるのは内関穴である．

⑥ 脾経に属する八総穴は公孫穴である．この公孫穴と組み合わされるのは内関穴である．

○

3.4 下合穴

● 1　下合穴は臓腑の病の中で，臓の病に対応する経穴である．

① 下合穴は臓腑の病における腑の病に対応する経穴であり，各腑に対応した下肢の経穴が配穴されている．

下合穴 p158 参照

臓 → 腑　×

● 2　胃の病に対応する下合穴は足三里穴である．

② 胃の病に対応する下合穴は足三里穴（陽明胃経）であり，自己の経絡に所属する経穴が下合穴として配穴されている．

○

156

第8章 要 穴

3.4 下合穴

● 3 大腸の病に対応する下合穴は曲池穴である．

③ 大腸の病に対応する下合穴は上巨虚穴（陽明胃経）である．曲池穴は，手の陽明大腸経の合土穴であるが，下合穴は下肢に取るので混同しないように注意する．

曲池穴 → 上巨虚穴 | ×

● 4 小腸の病に対応する下合穴は照海穴である．

④ 小腸の病に対応する下合穴は下巨虚穴（陽明胃経）である．足の陽明胃経には下合穴が3穴（足三里穴，上巨虚穴，下巨虚穴）配穴されている．

照海穴 → 下巨虚穴 | ×

● 5 三焦の病に対応する下合穴は委陽穴である．

⑤ 三焦の病に対応する下合穴は委陽穴（太陽膀胱経）であり，自己の経絡に所属していない経穴が下合穴として配穴されている．

| ○

● 6 膀胱の病に対応する下合穴は委中穴である．

⑥ 膀胱の病に対応する下合穴は委中穴（太陽膀胱経）である．足の太陽膀胱経には下合穴が2穴（委陽穴，委中穴）配穴されている．

| ○

● 7 胆の病に対応する下合穴は陰陵泉穴である．

⑦ 胆の病に対応する下合穴は陽陵泉穴（少陽胆経）であり，自己の経絡に所属する経穴が下合穴として配穴されている．

陰陵泉穴 → 陽陵泉穴 | ×

第8章 要 穴

問 題　　解説と解答

要点チェック

■五行穴

穴　名	部　位	主　治
井　穴（陰木・陽金）	経脈の出る所	心下満
榮　穴（陰火・陽水）	経脈の留る所	身　熱
兪　穴（陰土・陽木）	経脈の注ぐ所	体重節痛
経　穴（陰金・陽火）	経脈の行く所	喘咳寒熱
合　穴（陰水・陽土）	経脈の入る所	逆気泄

■八会穴

腑会：中脘（任脈）	臓会：章門（肝経）	筋会：陽陵泉（胆経）	髄会：懸鍾（胆経）
血会：膈兪（膀胱経）	骨会：大杼（膀胱経）	脈会：太淵（肺経）	気会：膻中（任脈）

■四総穴

足三里（足の陽明胃経）	：	腹部一切の疾患に応用
委　中（足の太陽膀胱経）	：	腰背部の疾患に用いる
列　欠（手の太陰肺経）	：	頭項部の疼痛に用いる
合　谷（手の陽明大腸経）	：	顔面および目の疾患に用いる

■八総穴

公　孫（足の太陰脾経）	－	内　関（手の厥陰心包経）
足臨泣（足の少陽胆経）	－	外　関（手の少陽三焦経）
後　渓（手の太陽小腸経）	－	申　脈（足の太陽膀胱経）
列　欠（手の太陰肺経）	－	照　海（足の少陰腎経）

■下合穴

経　絡	下合穴（所属経絡）
手の陽明大腸経	上巨虚（足の陽明胃経）
手の太陽小腸経	下巨虚（足の陽明胃経）
手の少陽三焦経	委　陽（足の太陽膀胱経）
足の陽明胃経	足三里（足の陽明胃経）
足の太陽膀胱経	委　中（足の太陽膀胱経）
足の少陽胆経	陽陵泉（足の少陽胆経）

第8章 要穴

問題　　　解説と解答

参照事項

■五要穴

経絡 \ 要穴	五要穴				
	原穴	郄穴	絡穴	募穴	兪穴
陰経 肝	太衝	中都	蠡溝	期門	肝兪
心	神門	陰郄	通里	巨闕	心兪
脾	太白	地機	公孫	章門	脾兪
肺	太淵	孔最	列欠	中府	肺兪
腎	太渓	水泉	大鍾	京門	腎兪
心包	大陵	郄門	内関	膻中	厥陰兪
陽経 胆	丘墟	外丘	光明	日月	胆兪
小腸	腕骨	養老	支正	関元	小腸兪
胃	衝陽	梁丘	豊隆	中脘	胃兪
大腸	合谷	温溜	偏歴	天枢	大腸兪
膀胱	京骨	金門	飛揚	中極	膀胱兪
心包	陽池	会宗	外関	石門	三焦兪
督脈			長強	自経上3	
任脈			鳩尾	他経上3	
脾の大絡			大包	任脈上6	
陽蹻脈		跗陽			
陰蹻脈		交信			
陽維脈		陽交			
陰維脈		築賓			

五兪穴		井	滎	兪	経	合
五行穴		木	火	土	金	水
陰経	木 肝	大敦	行間	太衝	中封	曲泉
	火 心	少衝	少府	神門	霊道	少海
	土 脾	隠白	大都	太白	商丘	陰陵泉
	金 肺	少商	魚際	太淵	経渠	尺沢
	水 腎	湧泉	然谷	太渓	復溜	陰谷
	火 心包	中衝	労宮	大陵	間使	曲沢
		金	水	木	火	土
陽経	木 胆	足竅陰	侠渓	足臨泣	陽輔	陽陵泉
	火 小腸	少沢	前谷	後渓	陽谷	小海
	土 胃	厲兌	内庭	陥谷	解渓	足三里
	金 大腸	商陽	二間	三間	陽渓	曲池
	水 膀胱	至陰	通谷	束骨	崑崙	委中
	火 三焦	関衝	液門	中渚	支溝	天井

第8章 要 穴

問 題 　　　　解説と解答

4. 組み合わせ穴

● 1 胃の六つ灸に含まれる経穴は肝兪穴，胃兪穴，脾兪穴である．

① 胃の六つ灸に含まれる経穴は膈兪穴，肝兪穴，脾兪穴である．

胃兪穴 → 膈兪穴　×

● 2 伏兎穴は中風七穴に含まれる．

② 伏兎穴は中風七穴には含まれない．伏兎穴は脚気八処の穴で用いられる．

中風七穴 → 脚気八処の穴　×

● 3 曲池穴は中風七穴に含まれる．

③ 曲池穴は中風七穴に含まれる．なお，中風七穴には2説あり，どちらにも含まれるのは百会穴，肩井穴，足三里穴，曲池穴である．曲鬢穴，風市穴，懸鍾穴，風池穴，大椎穴，間使穴はどちらか一方にのみ配穴されている．

○

● 4 足三里穴は中風七穴に含まれない．

④ 足三里穴は2説ある中風七穴のどちらの説にも含まれる経穴である．

含まれない → 含まれる　×

● 5 百会穴は中風七穴の1つである．

⑤ 百会穴は中風七穴の1つである．百会穴は中風七穴の2説のどちらにも含まれる経穴である．

○

● 6 肩井穴は中風七穴と脚気八処の穴とに共通する経穴である．

⑥ 肩井穴は中風七穴にのみ用いられる．両方の組み合わせ穴に共通して用いられるのは，足三里穴である．

中風七穴と脚気八処の穴とに共通する → 中風七穴にのみ用いられる　×

160

第8章 要 穴

4 組み合わせ穴

問 題	解説と解答
● 7 肝兪穴は小児斜差の灸に用いる.	⑦ 肝兪穴は<u>小児斜差</u>の灸に用いられる経穴である. ○
● 8 小児斜差の灸において男児は右肝兪穴と左脾兪穴を用いる.	⑧ 小児斜差の灸において，男児は<u>左</u>肝兪穴と<u>右</u>脾兪穴を用いる．女児は<u>右</u>肝兪穴と<u>左</u>脾兪穴を用いる. 右肝兪穴と左脾兪穴 → 左肝兪穴と右脾兪穴　×
● 9 脚気八処の穴に含まれる奇穴は1穴である.	① 脚気八処の穴に含まれる奇穴は<u>外膝眼</u>穴である．ほかには，伏兎穴，犢鼻穴，足三里穴，上巨虚穴，下巨虚穴，懸鍾穴，風市穴がある. ○

第9章 奇 穴

問 題	解説と解答

● 1 魚腰穴は眉毛の中央に取る.

① 魚腰穴は<u>眉毛</u>の中央に取る. 眉毛の内側は攅竹穴, 外側は糸竹空穴, 上側は陽白穴が配穴されている. 位置関係に注意すること.

○

● 2 印堂穴は神庭穴の下, 眉間の中央陥凹部に取る.

② 印堂穴は<u>神庭</u>穴の下, <u>眉間中央</u>陥凹部で, 両眉頭を結ぶ中点に取る.

○

● 3 定喘穴は第1・2胸椎棘突起間の外5分に取る.

③ 定喘穴は<u>第7頸椎・第1胸椎</u>棘突起間の外<u>5分</u>に取る.

第1・2胸椎 → 第7頸椎・第1胸椎 | ×

● 4 太陽穴は眉毛外端と外眼角との中央から後2寸に取る.

④ 太陽穴は<u>眉毛</u>の外端と<u>外眼角</u>との中央から後<u>1寸</u>の陥凹部に取る.

2寸 → 1寸 | ×

● 5 膝蓋靱帯内方の陥凹部が内膝眼穴である.

⑤ 内膝眼穴は, 膝をたてて, <u>膝蓋靱帯内方</u>の陥凹部に取る.

○

163

第9章 奇穴

問 題	解説と解答
● 6　闌尾穴は陰陵泉穴の下約2寸に取る．	⑥　闌尾穴は<u>足三里</u>穴の下約<u>2寸</u>（上巨虚穴の上約1寸）に取る．

陰陵泉穴 → 足三里穴　×

● 7　腰眼穴は第4・5腰椎棘突起間の外方3寸に取る．	⑦　腰眼穴は，被験者を直立もしくは腹臥位にさせ，<u>第4・5腰椎</u>棘突起間の外方<u>3寸5分</u>にできた陥凹部に取る．

外方3寸 → 外方3寸5分　×

● 8　痞根穴は第1・2腰椎棘突起間の外3寸5分に取る．	⑧　痞根穴は<u>第1・2腰椎</u>棘突起間の外<u>3寸5分</u>に取る．同じ高さには懸枢穴，三焦兪穴，肓門穴が配穴されている．

○

● 9　上仙穴は背部正中線上に取る．	⑨　上仙穴（別名：十七椎）は<u>第5腰椎</u>棘突起と<u>正中仙骨稜第1仙椎</u>棘突起の間に取る．

○

● 10　鶴頂穴は膝蓋靱帯の外方陥凹部に取る．	⑩　鶴頂穴は<u>膝蓋骨底</u>上際中央に取る．膝蓋靱帯の外方陥凹部に取るのは足の陽明胃経の犢鼻穴である．

膝蓋靱帯の外方陥凹部
→ 膝蓋骨底上際中央　×

● 11　十宣穴は両手十指の各先端中央に取る．	⑪　十宣穴は別名鬼城あるいは十指端と呼ばれ，両手指の各先端中央に取る．

○

● 12　四神聡は百会穴の前後左右それぞれ2寸の部に4穴を取る．	⑫　四神聡は百会穴の前後左右それぞれ<u>1</u>寸の部に4穴を取る．

2寸 → 1寸　×

第9章 奇 穴

問 題	解説と解答

● 13 翳明穴は乳様突起の下縁で翳風の前方約1寸に取る．

⑬ 翳明穴は乳様突起の下縁で翳風穴（手の少陽三焦経）の後方約<u>1</u>寸に取る．

前方約1寸 → 後方約1寸　×

● 14 子宮穴は中極穴と同じ高さに取穴する．

⑭ 子宮穴は臍の下<u>4</u>寸で，中極穴（任脈）の外方<u>3</u>寸に取る．同じ高さには<u>大赫</u>穴（足の少陰腎経），<u>帰来</u>穴（足の陽明胃経）がある．

○

● 15 接脊穴は第11・12胸椎棘突起間に取る．

⑮ 接脊穴（別名：接骨）は第<u>12</u>胸椎棘突起・第<u>1</u>腰椎棘突起間に取る．同じ高さには<u>胃兪</u>穴，<u>胃倉</u>穴（足の太陽膀胱経）がある．

第11・12胸椎棘突起間
→ 第12胸椎・第1腰椎棘突起間　×

● 16 下極兪穴は第3・4腰椎棘突起間に取る．

⑯ 下極兪穴は第<u>3・4</u>腰椎棘突起間に取る奇穴である．同じ高さには<u>気海</u>兪（足の太陽膀胱経）がある．

○

● 17 八邪穴は中足指節間関節の間に取る．

⑰ 八邪穴は手を軽く握り，各<u>中手指節間</u>関節の間の背側で左右計8穴を取る．中足指節間関節の間に取るのは<u>八風</u>穴である．

中足指節間関節 → 中手指節間関節　×

● 18 四縫は示指，中指，薬指，小指の掌側で遠位指節間関節横紋の中央に取る．

⑱ 四縫は母指以外の示指から小指の掌側で<u>近位指節間</u>関節横紋の中央で左右計8穴を取る．

遠位指節間関節 → 近位指節間関節　×

第10章 経絡・経穴の現代医学的研究

問題	解説と解答
● 1　撮診点は藤田六朗が提唱した．	① 撮診点は<u>成田夬介</u>博士により紹介された．主として疾病のある臓器の存在する部の表層の皮下組織に現れる内臓体壁反射による反応を観察するものである．
	<u>藤田六朗</u> → <u>成田夬介</u>　×
● 2　撮診点は皮膚をつまんで知覚過敏を検査する．	② 撮診点は，患者の皮下組織を母指と示指でつまみ，軽く圧を加えながら<u>異常知覚</u>があるか否かを調べる方法である．
	○
● 3　圧診点は皮膚電気抵抗低下現象である．	③ 圧診点は内臓の病変が<u>内臓体壁</u>反射により皮下組織や筋，腱などの深部に現れる<u>圧痛</u>を観察する方法のことである．
	<u>皮膚電気抵抗低下</u> 　→ 内臓体壁反射による圧痛　×
● 4　圧診点は小野寺直助が提唱した．	④ 圧診点は<u>小野寺直助</u>博士により発表されたもので，病変臓器に対応する皮膚面に指頭を密着させて適当な圧を加え，このとき圧痛が強いほど疾病である可能性が高いと考える．
	○

167

第10章 経絡・経穴の現代医学的研究

問　題	解説と解答
● 5　良導点は皮膚電気抵抗低下現象である．	⑤ 一定の疾患に際して皮膚上の一定部位に<u>電気抵抗</u>の低い場所が出現する．この通電抵抗の低い場所を<u>良導</u>点という．

○

● 6　良導点は中谷義雄が提唱した．	⑥ 良導点は<u>中谷義雄</u>博士が発表したもので，電気抵抗の低い良導点を連ねたものが良導絡であり，経絡とよく似たパターンを示す．

○

● 7　皮電点は石川太刀雄が提唱した．	⑦ 皮電点は<u>石川太刀雄</u>博士が提唱した，内臓疾患があるときに，これに相当する皮膚分節の皮下に通電抵抗の減弱する点が現れる現象である．

○

● 8　丘疹点は藤田六朗が提唱した．	⑧ 丘疹点は<u>藤田六朗</u>博士が発表したもので，内臓疾患の際，内臓体壁反射の皮膚における反応点として丘疹や紅斑が現れるというものである．丘疹点の多くは<u>経穴</u>と一致する．

○

索引（経絡・経穴名）

あ

瘂門 あもん 46
足竅陰 あしきょういん 113, 117, 133, 139
足五里 あしごり 121, 122
足三里 あしさんり 59, 65, 132, 142, 154, 156, 160, 161
足通谷 あしつうこく 84, 92
足の厥陰肝経 あしのけつういんかんけい 118, 122
足の少陰腎経 あしのしょういんじんけい 93, 98
足の少陽胆経 あしのしょうようたんけい 110, 115
足の太陰脾経 あしのたいいんひけい 66, 71
足の太陽膀胱経 あしのたいようぼうこうけい 83, 90
足の陽明胃経 あしのようめいいけい 58, 64
足臨泣 あしりんきゅう 113, 117, 156
頭竅陰 あたまきょういん 115
頭臨泣 あたまりんきゅう 111, 115, 123, 124
委中 いちゅう 87, 88, 92, 142, 154, 155, 157
委陽 いよう 87, 92, 157
胃倉 いそう 91
胃兪 いゆ 91, 150
意舎 いしゃ 86, 91, 128
維道 いどう 116
譩譆 いき 91
彧中 いくちゅう 99, 127
印堂 いんどう 163
殷門 いんもん 92
陰維脈 いんいみゃく 25

陰蹻脈 いんきょうみゃく 25
陰郄 いんげき 74, 75, 76, 77, 130, 145
陰交 いんこう 42, 125
陰谷 いんこく 96～98
陰市 いんし 65
陰都 いんと 99, 127
陰包 いんぽう 121, 122
陰陵泉 いんりょうせん 66, 71, 110, 142
陰廉 いんれん 121, 122
隠白 いんぱく 23, 67, 71, 133
雲門 うんもん 50, 51
会陰 えいん 42
会宗 えそう 106, 107, 109, 130
会陽 えよう 91
翳風 えいふう 107, 109
翳明 えいめい 165
液門 えきもん 109, 139
淵腋 えんえき 116, 127
横骨 おうこつ 95, 99, 124
屋翳 おくえい 64
温溜 おんる 53, 55, 57, 130, 146

か

禾髎 かりょう 55～57
華蓋 かがい 42, 127
解渓 かいけい 65
外関 がいかん 106, 109, 156
外丘 がいきゅう 112, 117, 132
外膝眼 がいしつがん 161
外陵 がいりょう 58, 64, 125
角孫 かくそん 109
膈関 かくかん 85, 91, 129
膈兪 かくゆ 85, 88, 91, 129, 153, 160
鶴頂 かくちょう 164
滑肉門 かつにくもん 64, 126
完骨 かんこつ 111, 113, 115
肝兪 かんゆ 91, 128, 149, 160, 161

169

索引（経絡・経穴名）

陥谷 かんこく 65, 140
間使 かんし 102, 104, 130, 141, 160
関元 かんげん 39, 42, 125, 151
関元兪 かんげんゆ 91
関衝 かんしょう 23, 105, 109, 138
関門 かんもん 64, 126, 127
環跳 かんちょう 112, 114, 116
頷厭 がんえん 114, 115
気海 きかい 42
気海兪 きかいゆ 91
気穴 きけつ 94, 99, 125
気戸 きこ 64
気舎 きしゃ 64
気衝 きしょう 28, 64, 124
帰来 きらい 59, 64, 124
期門 きもん 23, 26, 118, 120, 122, 149
箕門 きもん 70, 71, 118
丘墟 きゅうきょ 117
鳩尾 きゅうび 40, 42
急脈 きゅうみゃく 122
居髎 きょりょう 116
魚際 ぎょさい 51, 139
魚腰 ぎょよう 163
侠渓 きょうけい 117, 139
侠白 きょうはく 49, 51
胸郷 きょうきょう 67, 72
強間 きょうかん 44～46
頬車 きょうしゃ 62, 64
竅陰 きょういん 23, 110
曲垣 きょくえん 79, 82
曲差 きょくさ 90, 123
曲泉 きょくせん 119, 120, 122
曲沢 きょくたく 101, 103, 104, 131
曲池 きょくち 52, 54, 57, 131, 160
曲鬢 きょくびん 115, 160
曲骨 きょっこつ 42, 124
極泉 きょくせん 23, 75, 77
玉枕 ぎょくちん 85, 88, 90, 123

玉堂 ぎょくどう 42
金門 きんもん 26, 92
筋縮 きんしゅく 44, 46, 128
齦交 ぎんこう 46
下脘 げかん 40, 42, 126
下関 げかん 62, 64
下極兪 げきょくゆ 165
下巨虚 げきょきょ 65, 132, 161
下髎 げりょう 91
下廉 げれん 57
京骨 けいこつ 92, 144
京門 けいもん 110, 112, 113, 116
経渠 けいきょ 48, 50, 51, 130, 141
瘈脈 けいみゃく 109
迎香 げいこう 23, 57
郄門 げきもん 101～104, 130
欠盆 けつぼん 59, 60, 64
厥陰兪 けついんゆ 91, 149
血海 けっかい 68, 69, 71
肩外兪 けんがいゆ 80, 82, 129
肩髃 けんぐう 54, 55, 57
肩井 けんせい 116, 160
肩中兪 けんちゅうゆ 80, 82
肩貞 けんてい 79, 81, 82
肩髎 けんりょう 107, 109
建里 けんり 42, 126, 127
懸鍾 けんしょう 113, 117, 133, 153, 160, 161
懸枢 けんすう 46, 128
懸釐 けんり 115
懸顱 けんろ 115
顴髎 けんりょう 82
巨闕 こけつ 40, 42, 151
巨骨 ここつ 54, 56, 57
巨髎 こりょう 58, 61, 64, 124
庫房 こぼう 64, 127
五処 ごしょ 90
五枢 ごすう 116

索引（経絡・経穴名）

後頂 ごちょう 46
公孫 こうそん 71, 148, 155, 156
孔最 こうさい 48, 49, 51, 130, 131
交信 こうしん 97, 98, 132
光明 こうめい 112, 114, 117, 133, 147
行間 こうかん 122, 140
肓門 こうもん 91
肓兪 こうゆ 83, 94, 99, 126, 128
後渓 こうけい 82, 156
膏肓 こうこう 85, 91
合谷 ごうこく 57, 143〜145, 154, 155
合陽 ごうよう 88, 92
腰陽関 こしようかん 46
崑崙 こんろん 87, 92
魂門 こんもん 86, 91, 128

さ

三陰交 さんいんこう 67, 69, 71, 152
三間 さんかん 57
三焦兪 さんしょうゆ 91, 128, 149
三陽絡 さんようらく 106, 107, 109
攅竹 さんちく 90
子宮 しきゅう 165
支溝 しこう 106, 109, 130
支正 しせい 79, 81, 82, 130, 148
四神聡 ししんそう 164
四瀆 しとく 106, 109, 130
四白 しはく 62, 64, 124
四縫 しほう 165
四満 しまん 99, 125
至陰 しいん 23, 92, 133
至陽 しよう 44, 46, 129
志室 ししつ 91
紫宮 しきゅう 42, 127
糸竹空 しちくくう 23, 109
二間 じかん 57
次髎 じりょう 91, 128
耳門 じもん 109, 123

膝関 しつかん 122
日月 じつげつ 112, 116, 150
尺沢 しゃくたく 47〜49, 51, 131
臑会 じゅえ 105, 109
臑兪 じゅゆ 80, 82, 105
十宣 じゅっせん 164
周栄 しゅうえい 67, 72, 127
小海 しょうかい 78, 81, 82, 131, 142
小腸兪 しょうちょうゆ 91, 148
少海 しょうかい 73, 74, 77, 131
少商 しょうしょう 23, 47, 51, 131
少衝 しょうしょう 23, 73, 75, 77, 131, 138
少沢 しょうたく 23, 80, 82
少府 しょうふ 76, 77, 139
正営 しょうえい 115, 124
承泣 しょうきゅう 23, 60, 62, 64, 124
承筋 しょうきん 87, 92
承光 しょうこう 85, 90
承山 しょうざん 88, 92
承漿 しょうしょう 41, 42
承扶 しょうふ 74, 89, 92
承満 しょうまん 64, 127
承霊 しょうれい 115, 124
消濼 しょうれき 109
商丘 しょうきゅう 66, 71
商曲 しょうきょく 99, 126
商陽 しょうよう 23, 57, 58, 131, 138
章門 しょうもん 27, 118〜120, 122, 151, 153
照海 しょうかい 93, 94, 98, 156
衝脈 しょうみゃく 25
衝門 しょうもん 70, 72, 118, 124
衝陽 しょうよう 58, 62, 65, 144
上脘 じょうかん 42, 127
上関 じょうかん 113, 115
上巨虚 じょうこきょ 63, 65, 134, 157, 161

索引（経絡・経穴名）

上星 じょうせい 44, 46
上仙 じょうせん 164
上髎 じょうりょう 91
上廉 じょうれん 57, 131
条口 じょうこう 63, 65, 132
食竇 しょくとく 67, 72, 127
心兪 しんゆ 91, 149
申脈 しんみゃく 26, 87, 92, 156
身柱 しんちゅう 44, 46, 129
神闕 しんけつ 41, 42, 126
神蔵 しんぞう 96, 99
神庭 しんてい 44, 46, 123
神堂 しんどう 84, 91
神道 しんどう 43, 46
神封 しんぽう 99, 127
神門 しんもん 76, 77, 140, 144
顖会 しんえ 46
人迎 じんげい 61, 64, 123
腎兪 じんゆ 86, 91, 149
頭維 ずい 60, 64, 123
水溝 すいこう 45, 46
水泉 すいせん 94, 98, 146, 147
水道 すいどう 64, 125
水突 すいとつ 64
水分 すいぶん 40, 42, 126
青霊 せいれい 75, 77, 131
清冷淵 せいれいえん 109
睛明 せいめい 23, 90
石関 せきかん 99, 126, 127
石門 せきもん 42, 125
脊中 せきちゅう 45, 46, 86, 128
接脊 せっせき 165
璇璣 せんき 42
前谷 ぜんこく 82
前頂 ぜんちょう 46
素髎 そりょう 46
率谷 そっこく 111, 115
束骨 そっこつ 92

た

兌端 だたん 46
大鍾 たいしょう 93, 96, 98, 147, 148
太乙 たいいつ 59, 64, 126
太淵 たいえん 48, 51, 140, 143, 152
太渓 たいけい 94, 97, 98, 144
太衝 たいしょう 118～120, 122, 145
太白 たいはく 71, 140, 143
太陽 たいよう 163
帯脈 たいみゃく 25, 116
大横 だいおう 68, 72, 126, 127
大赫 だいかく 95, 97, 99, 124
大迎 だいげい 61, 62, 64
大巨 だいこ 64, 125
大杼 だいじょ 91, 129, 153
大腸兪 だいちょうゆ 91, 149
大椎 だいつい 45, 46, 129, 160
大都 だいと 71
大敦 だいとん 23, 119, 122, 133
大包 だいほう 23, 67, 68, 70, 72
大陵 だいりょう 103, 104, 145
胆兪 たんゆ 91
膻中 だんちゅう 40～42, 153
地機 ちき 68, 69, 71, 146
地五会 ちごえ 117
地倉 ちそう 60, 61, 64
築賓 ちくひん 26, 95, 97, 98, 133
秩辺 ちっぺん 91
中脘 ちゅうかん 42, 126, 151, 153
中極 ちゅうきょく 41, 42, 124, 151
中渚 ちゅうしょ 109, 141
中衝 ちゅうしょう 23, 104, 131, 138
中枢 ちゅうすう 43, 46
中注 ちゅうちゅう 96, 99, 125
中庭 ちゅうてい 42
中都 ちゅうと 119, 122, 145, 147
中瀆 ちゅうとく 117

索引（経絡・経穴名）

中府 ちゅうふ 23, 49, 51
中封 ちゅうほう 120〜122, 141
中膂兪 ちゅうりょゆ 91
中髎 ちゅうりょう 91
肘髎 ちゅうりょう 52, 57
長強 ちょうきょう 46
輒筋 ちょうきん 111, 116, 127
聴会 ちょうえ 114, 115, 123
聴宮 ちょうきゅう 23, 81, 82, 123
通天 つうてん 90
通里 つうり 74, 77
手五里 てごり 53, 54, 57
手三里 てさんり 53, 57
手の厥陰心包経 てのけついんしんぽうけい 101, 104
手の少陰心経 てのしょういんしんけい 73, 77
手の少陽三焦経 てのしょうようさんしょうけい 105, 109
手の太陰肺経 てのたいいんはいけい 47, 51
手の太陽小腸経 てのたいようしょうちょうけい 78, 82
手の陽明大腸経 てのようめいだいちょうけい 52, 57
定喘 ていぜん 163
天渓 てんけい 67, 69, 72, 127
天衝 てんしょう 115
天枢 てんすう 63, 64, 126
天井 てんせい 107, 109
天泉 てんせん 102, 104, 131
天宗 てんそう 78, 82
天窓 てんそう 78, 82
天池 てんち 23, 102, 104, 127
天柱 てんちゅう 89, 90
天鼎 てんてい 57
天突 てんとつ 42
天府 てんぷ 51

天牖 てんゆう 109
天容 てんよう 80, 82
天髎 てんりょう 105, 109
陶道 とうどう 46, 129
瞳子髎 どうしりょう 23, 115
督脈 とくみゃく 24, 43, 46
督兪 とくゆ 84, 91, 129
犢鼻 とくび 65, 132, 161

な

内関 ないかん 103, 104, 147, 155, 156
内膝眼 ないしつがん 163
内庭 ないてい 65
乳根 にゅうこん 64, 127
乳中 にゅうちゅう 61, 64, 127
任脈 にんみゃく 25, 39, 42
然谷 ねんこく 26, 98
脳空 のうくう 115, 123
脳戸 のうこ 46, 123, 124

は

肺兪 はいゆ 91, 129
八邪 はちじゃ 165
白環兪 はっかんゆ 91
魄戸 はっこ 88, 91, 129
八風 はっぷう 165
腹通谷 はらつうこく 99, 127
飛揚 ひよう 87, 92, 132, 148
脾兪 ひゆ 91, 128, 149, 160, 161
痞根 ひこん 164
臂臑 ひじゅ 54, 55, 57
髀関 ひかん 65
眉衝 びしょう 90
膝陽関 ひざようかん 117
百会 ひゃくえ 45, 46, 160
不容 ふよう 59, 64
扶突 ふとつ 55, 57, 123
府舎 ふしゃ 72

173

索引（経絡・経穴名）

附分　ふぶん　85, 91, 129
浮郄　ふげき　89, 92
浮白　ふはく　115
跗陽　ふよう　84, 87, 92, 133
風市　ふうし　117, 160, 161
風池　ふうち　112, 115, 160
風府　ふうふ　46
風門　ふうもん　91, 129
伏兎　ふくと　65, 160
復溜　ふくりゅう　95, 98, 132, 141
腹哀　ふくあい　68, 72, 127
腹結　ふっけつ　68, 72
秉風　へいふう　81, 82
偏歴　へんれき　52, 53, 56, 57, 130, 148
歩廊　ほろう　99
胞肓　ほうこう　91, 128
豊隆　ほうりゅう　60, 65, 132, 147
膀胱兪　ぼうこうゆ　91, 128
僕参　ぼくしん　92
本神　ほんじん　115, 123

ま

命門　めいもん　44, 46
目窓　もくそう　115, 124

や

兪府　ゆふ　23, 99
幽門　ゆうもん　95, 99
湧泉　ゆうせん　23, 98, 139
陽維脈　よういみゃく　25
陽蹻脈　ようきょうみゃく　25
陽渓　ようけい　52, 57, 141
陽交　ようこう　117, 132

陽綱　ようこう　91
陽谷　ようこく　78, 82, 106
陽池　ようち　106, 109, 145
陽白　ようはく　111, 115
陽輔　ようほ　117
陽陵泉　ようりょうせん　110, 117 152, 157
腰眼　ようがん　164
腰兪　ようゆ　46
養老　ようろう　79, 82
膺窓　ようそう　64

ら

絡却　らっきゃく　90
蘭尾　らんび　164
梁丘　りょうきゅう　61, 65, 146
梁門　りょうもん　64, 127
厲兌　れいだ　23, 60, 65, 133
霊墟　れいきょ　99
霊台　れいだい　46, 129
霊道　れいどう　74, 75, 77, 130
蠡溝　れいこう　122, 133
列欠　れっけつ　48, 51, 130, 147, 148, 154 ～156
廉泉　れんせん　42
顱息　ろそく　109
労宮　ろうきゅう　104
漏谷　ろうこく　69, 71, 133

わ

和髎　わりょう　108, 109
腕骨　わんこつ　79, 82, 144

索引（経絡・経穴名以外の用語，人名）

あ

圧診点 167
胃の六つ灸 160
胃の病 156
石川太刀雄 168
陰経 2
榮火穴 139
榮穴 139
榮水穴 139
腋窩動脈 50, 75
小野寺直助 167

か

下合穴 156, 158
外側広筋 61
脚気八処の穴 160, 161
顔面動脈 61
気会 152
奇経 4
奇経八脈 24, 28
奇穴 163
逆気而泄 142
丘疹点 166
棘上筋 56, 81
筋会 152
筋皮神経 49
脛骨神経 97
経火穴 141
経金穴 141
経穴 29
経穴（五行穴） 141
経穴の相互関係 134
経脈 1
経絡 1, 3
郄穴 145, 159
血会 152

原穴 143, 159
五行穴 137, 158
五要穴 143, 159
口輪筋 41, 45, 56, 61
甲乙経 29
後脛骨筋 69
後脛骨動脈 88, 97
後頭筋 88
後頭動脈 113
後髪際 31
黄帝内経 29
喉頭隆起 123
合穴 142
合水穴 142
合土穴 142
骨会 152
骨度法 31, 37

さ

坐骨神経 22, 89
撮診点 167
三角筋 55, 80, 107
三叉神経 41, 45, 56, 62, 81
三焦の病 157
四総穴 154, 158
膝窩動脈 88
尺骨神経 21, 76, 81
尺側手根屈筋 81
尺側手根屈筋腱 75
尺側手根伸筋 81
十四経発揮 30
十二経脈 2
十二経脈の起始・停止 10
十二経脈の接続 23
十二経脈の表裏関係 4, 12, 23

十二経脈の分布 6, 9
十四経脈 4
小頬骨筋 61
小腸の病 157
小児斜差の灸穴 161
上顎神経 62
上唇挙筋 61
上殿神経 114
上腕三頭筋 107
上腕三頭筋腱 107
上腕二頭筋 49, 75
心下満 138
身熱 139
深腓骨神経 63
髄会 152
井穴 138
正経 4
正中神経 21
浅側頭動脈 81, 108, 114
浅腓骨神経 114
前鋸筋 70
前髪際 31
喘咳寒熱 141
僧帽筋 56, 81, 88
総頸動脈 61
総腓骨神経 89
臓会 152
足背動脈 62, 120
側頭筋 108, 113

た

体重節痛 140
大胸筋 70
大後頭神経 45, 89
大腿神経 70
大腿動脈 70, 121
大腸の病 157

175

索引（経絡・経穴名以外の用語，人名）

大菱形筋　88
第4胸神経　41
第10胸神経　41, 63
胆の病　157
中風七穴　160
橈骨神経　22, 56, 108
橈骨動脈　50
橈側手根伸筋　55
同身寸法　31, 35
銅人腧穴鍼灸図経　30
瞳孔線上　124

な

内臓体壁反射　167, 168
内側広筋　69
中谷義雄　168
成田夬介　167

は

八会穴　152, 158
八総穴　155, 158
ヒラメ筋　69, 97
皮電点　166
腓腹筋　88
腑会　152
伏在神経　97, 121
腹斜筋　113, 120
腹直筋　97
藤田六朗　166
募穴　150, 159
膀胱の病　157

ま

脈会　152

や

兪穴　140, 148, 159
兪土穴　140
兪木穴　140
陽経　2

ら

絡穴　1, 147, 159
絡脈　1
良導点　168

わ

腕橈骨筋　49

【編著者略歴】

王　暁明　医学博士
1982年　中国遼寧中医薬大学中医学部卒業
1983年　中国遼寧中医薬大学鍼灸学院助手，講師
1991年　中国遼寧中医薬大学大学院鍼灸修士課程，中医基礎理論博士課程修了．医学博士
現在　帝京平成大学ヒューマンケア学部教授
　　　中国遼寧中医薬大学客員教授

中澤寛元　博士（鍼灸学）
1995年　明治鍼灸大学卒業
2000年　明治鍼灸大学大学院博士課程修了
現在　常葉大学健康プロデュース学部准教授

○×トライアル　経絡経穴概論　第2版
WHO国際標準化対応　　　　　　　　　　ISBN 978-4-263-24055-7

2008年 4 月10日　第1版第1刷発行
2013年 4 月10日　第2版第1刷発行

編著者　王　　　暁　明
　　　　中　澤　寛　元
発行者　大　畑　秀　穂

発行所　医歯薬出版株式会社

〒113-8612 東京都文京区本駒込1-7-10
TEL．(03)5395-7641（編集）・7616（販売）
FAX．(03)5395-7624（編集）・8563（販売）
http://www.ishiyaku.co.jp/
郵便振替番号　00190-5-13816

乱丁，落丁の際はお取り替えいたします　　　　印刷・壮光舎印刷／製本・皆川製本所
© Ishiyaku Publishers, Inc., 2008, 2013. Printed in Japan

本書の複製権・翻訳権・翻案権・上映権・譲渡権・貸与権・公衆送信権（送信可能化権を含む）・口述権は，医歯薬出版（株）が保有します．
本書を無断で複製する行為（コピー，スキャン，デジタルデータ化など）は，「私的使用のための複製」などの著作権法上の限られた例外を除き禁じられています．また私的使用に該当する場合であっても，請負業者等の第三者に依頼し上記の行為を行うことは違法となります．

JCOPY ＜（社）出版者著作権管理機構　委託出版物＞

本書を複写される場合は，そのつど事前に（社）出版者著作権管理機構（電話03-3513-6969，FAX 03-3513-6979，e-mail:info@jcopy.or.jp）の許諾を得てください．

○×問題に答えながら短期間で学習効果が上がる大好評の参考書！

○×問題でマスター 解剖生理

- ◆石橋治雄 編著
- ◆B6判 224頁 定価2,310円（本体2,200円 税5％）

やさしい○×問題に解答していくことで，いつのまにか解剖生理の知識がマスターできるように編集．多忙な学生さんがいつでもどこでも学べるようにハンディなサイズで2色刷り．問題の作成にあたっては今までの国家試験問題を精選し各種の国試ガイドラインも検討．

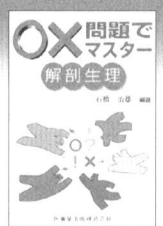

ISBN978-4-263-24191-2

○×問題でマスター 生理学 第3版

- ◆佐藤昭夫 監修　鍵谷方子　内田さえ　ほか著
- ◆B6判 262頁 定価2,520円（本体2,400円 税5％）

やさしい○×問題に解答していくことで，いつのまにか生理学の知識がマスターできるハンディな2色刷り参考書．最新の問題を含めて，作成にあたっては過去20年間の国家試験問題を精選し，全体の1/3に及ぶ全般的な見直しを行って改訂版とした．

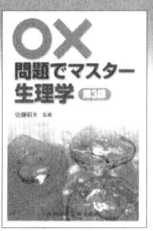

ISBN978-4-263-24670-2

○×問題でマスター 病理学

- ◆田中順一　柳澤昭夫 編著
- ◆B6判 250頁 定価2,415円（本体2,300円 税5％）

やさしい○×問題に解答していくことで，いつのまにか広範な病理学の知識がマスターできるように編集．多忙な学生さんがいつでもどこでも学べるようにハンディなサイズで2色刷りにしてある．問題の作成にあたっては，過去の国家試験問題を精選し，各種の国試ガイドラインの検討も行った．

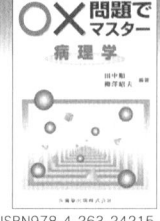

ISBN978-4-263-24215-5

○×問題でマスター 薬理学

- ◆大和谷 厚 編著
- ◆B6判 196頁 定価2,100円（本体2,000円 税5％）

やさしい○×問題に解答していくことで，難しいと考えられている薬理学の知識が，いつのまにかマスターできるように編集．多忙な学生さんがいつでもどこでも学べるようハンディなサイズにし，添付の下敷きを使うと穴埋め問題となるように2色刷りにした．

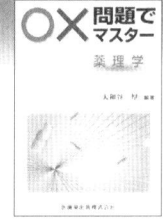

ISBN978-4-263-24195-0

●弊社の全出版物の情報はホームページでご覧いただけます．**http://www.ishiyaku.co.jp/**

医歯薬出版株式会社／〒113-8612 東京都文京区本駒込1-7-10／TEL.03-5395-7610　FAX.03-5395-7611